Hygiene und Infektionsprävention in der Frauenarztpraxis

Gerd Neumann

Nico Tom Mutters

Hygiene und Infektionsprävention in der Frauenarztpraxis

Mit 18 Abbildungen

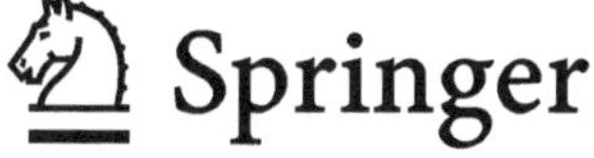 Springer

Gerd Neumann
Potsdam, Deutschland

Nico Tom Mutters
Institut für Infektionsprävention und
Krankenhaushygiene
Universitätsklinikum Freiburg
Freiburg, Deutschland

ISBN 978-3-662-56366-3   ISBN 978-3-662-56367-0   (eBook)
https://doi.org/10.1007/978-3-662-56367-0

Die Deutsche Nationalbibliothek verzeichnet diese Publikation in der Deutschen Nationalbibliografie;
detaillierte bibliografische Daten sind im Internet über http://dnb.d-nb.de abrufbar.

Fotonachweis Umschlag: © Robert Przybysz, Adobe Systems Incorporated
Umschlaggestaltung: deblik Berlin

Gedruckt auf säurefreiem und chlorfrei gebleichtem Papier

Springer ist ein Imprint der eingetragenen Gesellschaft Springer-Verlag GmbH, DE und ist ein Teil von
Springer Nature
Die Anschrift der Gesellschaft ist: Heidelberger Platz 3, 14197 Berlin, Germany

Vorwort

In der Frauenarztpraxis gilt es, unter dem Aspekt der Qualitätssicherung Infektionen zu erkennen, zu bekämpfen und zu vermeiden. Niedergelassene Frauenärzte (diese personenbezogenen Angaben umfassen Frauenärztinnen und Frauenärzte gleichermaßen) haben die Aufgabe, als Mediziner und Unternehmer ihre Praxis nicht nur nach fachspezifischen, sondern auch nach ökonomischen, hygienischen und ökologischen Gesichtspunkten zu führen. Die hygienischen Anforderungen haben das Ziel, Patienten und Mitarbeiter vor gesundheitlichen Schäden zu bewahren. Das heißt, auch in der Frauenarztpraxis muss ein Hygienemanagement etabliert werden, das unter Berücksichtigung von gesetzlichen und normativen Regelungen die Darstellung der erforderlichen Maßnahmen enthält und deren Einhaltung gewährleistet.

Zwar sind in der Frauenarztpraxis Patientinnen und Mitarbeiter einem im Vergleich zum Krankenhaus niedrigerem Infektionsrisiko ausgesetzt, durch die demographische Entwicklung, die Verkürzung der stationären Verweilzahlen und die zunehmende Verlagerung medizinischer Maßnahmen in den ambulanten Bereich ist jedoch auch in der Praxis mit einer zunehmenden Infektionsgefährdung zu rechnen. Patientinnen erwarten zu Recht, dass in der modernen gynäkologischen Behandlung alle notwendigen Maßnahmen zur Prävention nosokomialer Infektionen und zur Eindämmung der Resistenzentwicklung getroffen werden. Entsprechende Anforderungen sind u. a. im novellierten Infektionsschutzgesetz, den Empfehlungen des Robert-Koch Instituts, der KRINKO sowie in Leitlinien von Fachgesellschaften formuliert.

Wie aber schaffen wir es im klinischen Alltag, diese Vorgaben umzusetzen? Wie können wir die aktuellen Herausforderungen erfüllen und die sich kontinuierlich weiterentwickelnden Erkenntnisse in der Infektionsprävention umsetzen? Wie etablieren wir eine Sicherheitskultur in der Praxis, und wie erreichen wir es, dass jeder die geltenden Regeln kennt und beachtet? Welche Strategien können wir in der Praxis entwickeln, und wie beteiligen wir insbesondere unsere Patientinnen und das Praxispersonal an der Infektionsprävention?

Frauenarztpraxen verfügen in der Regel nicht über Beratungen durch ein spezielles Hygienefachpersonal. Es besteht daher ein Bedarf an auf die Frauenarztpraxis orientierte einfache umsetzbare Empfehlungen zur erforderlichen Organisation der Basishygiene, die auch durch das Nichthygiene-Fachpersonal umgesetzt werden kann. Eine gute Hygiene in der Frauenarztpraxis sicherzustellen, liegt in der Verantwortung der Praxisinhaber und Mitarbeiter selbst. Präventives Denken und Handeln hat dabei eine sehr große Bedeutung.

Mit diesem Buch soll ein Beitrag zur Hygienesicherheit in der Praxis geliefert werden. Behandelte Themen sind die hygienischen Grundlagen der Desinfektion, Reinigung, Sterilisation, die Erstellung eines für die Frauenarztpraxis geeigneten Hygieneplans, die Aufbereitung von Medizinprodukten, Personalschutz, Umgang mit Gefahrstoffen, Arbeitssicherheit, Abfallbeseitigung sowie spezifische Maßnahmen zur Infektionsprävention – gezielt aus den praktischen Erfordernissen der Frauenarztpraxis heraus dargestellt.

Frauenärzte können sich schnell und umfassend über Hygienemaßnahmen und die Infektionsprävention in der Praxis informieren und bekommen sachdienliche Hinweise vorgelegt, mit denen ein hygienisch einwandfreies Arbeiten in der gynäkologischen Praxis gewährleistet werden kann.

Unser aufrichtiger Dank gilt Herrn Dr. Gabriel Macicasan, niedergelassener Facharzt für Frauenheilkunde und Geburtshilfe in Frankfurt am Main, für die kritische Durchsicht spezieller praxisbezogener Hygieneaspekte sowie für die Bereitstellung der Fotografien aus der Frauenarztpraxis. Unser besonderer Dank gilt auch Frau Karin Dembowsky, freies Lektorat München, für die konstruktive Zusammenarbeit bei der redaktionellen Bearbeitung des Buches.

Gerd Neumann
Nico Tom Mutters
Potsdam und Freiburg
im Frühjahr 2018

Inhaltsverzeichnis

Über die Autoren

Prof. Dr. med. Gerd Neumann
Facharzt für Frauenheilkunde und Geburtshilfe
Zeppelinstraße 167
14471 Potsdam
gere.neumann@t-online.de

PD Dr. med. Nico Tom Mutters
Facharzt für Hygiene und Umweltmedizin, Facharzt für Mikrobiologie, Virologie und Infektions-
epidemiologie, Master of Public Health, Wissenschaftlicher Koordinator EUCIC
Universitätsklinikum Freiburg
Institut für Infektionsprävention und Krankenhaushygiene
Breisacher Straße 115B
79106 Freiburg i. Brsg.
nico.mutters@uniklinik-freiburg.de

Nosokomiale Infektionen

1

1.1 Historischer Überblick

Nosokomiale Infektionen gibt es, seit Patienten in Krankenhäusern stationär behandelt werden. Erstmalig benannt und beschrieben wurden die im Krankenhaus erworbenen Infektionen von Ignatz Philip Semmelweis (◘ Abb. 1.1).

Semmelweis erkannte bereits vor über 100 Jahren, dass ein Zusammenhang zwischen der Entstehung einer puerperalen Sepsis bei Wöchnerinnen und Untersuchungen durch Medizinstudenten bestehen musste. Die Studenten hatten – ohne ausreichende Kenntnisse über die Antisepsis – Obduktionen durchgeführt und danach Patientinnen während der Geburt begleitet. Semmelweis stellte fest, dass diese Infektionen durch entsprechende Desinfektions- und Vorsichtsmaßnahmen reduzierbar sind. Damit war der erste Hinweis auf eine nosokomiale Infektion, die in diesem Fall vom Personal übertragen wurde, erbracht. Entgegen der damaligen Auffassung zog. Semmelweis aus seinen Beobachtungen die richtigen Schlüsse und begründete die Aseptik. Er führte damit auch die Händedesinfektion als eine Maßnahme zur Infektionsprävention ein. Er war somit auch indirekt der Begründer der evidenzbasierten Hygienemaßnahmen, denn die Händehygiene ist bis heute eine der evidenzbasierten und effektiven Präventionsmaßnahmen in der Krankenhaushygiene.

Joseph Lister (◘ Abb. 1.2) fand durch die Anwendung der Karbolsäure (Phenole) ein geeignetes Desinfektionsmittel, mit dem Flächen, Geräte, Instrumente und Wundgebiete besprüht wurden. Er konnte mit der 1867 eingeführten Methode der Antisepsis einen signifikanten Abfall der Mortalität im Operationssaal von 30 % auf unter 10 % erreichen.

Von Louis Pasteur (◘ Abb. 1.3) wurden Verfahren der Desinfektion, Sterilisation und Pasteurisation entwickelt. Er entdeckte die Streptokokken, die Pneumokokken und die Staphylokokken. Louis Pasteur in Frankreich und Robert Koch in Deutschland

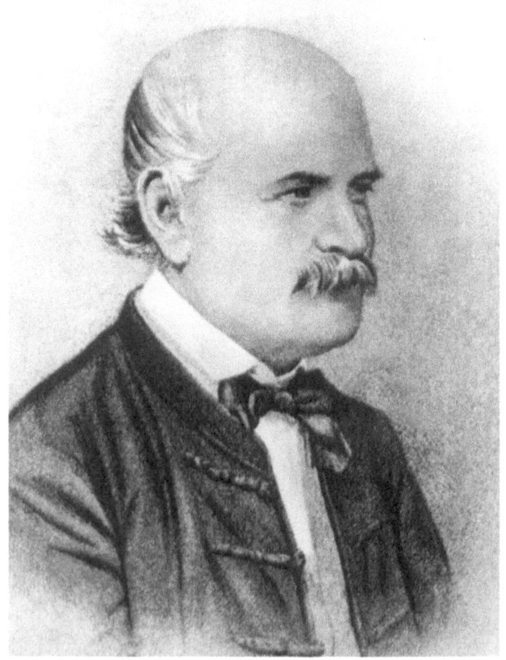

◘ **Abb. 1.1**   Ignaz Philip Semmelweis (1818–1865). (© dpa/picture-alliance, mit freundlicher Genehmigung)

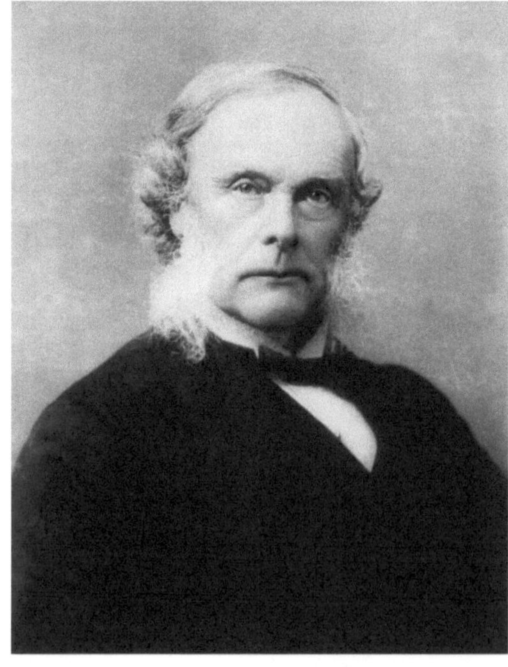

◘ **Abb. 1.2**   Joseph Lister (1827–1912). (© picture-alliance/Everett Colle, mit freundlicher Genehmigung)

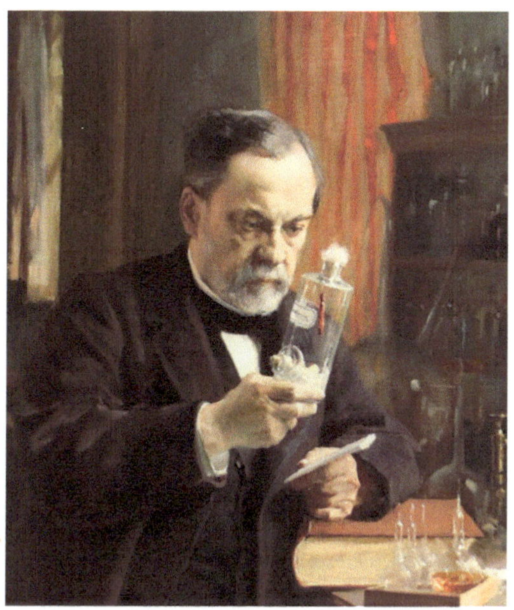

◘ Abb. 1.3 Louis Pasteur (1822–1895). (© picture-alliance/Heritage-Imag, mit freundlicher Genehmigung)

begründeten Ende des 19. Jahrhunderts die Bakteriologie und schufen damit die wissenschaftlichen Grundlagen für die Erkenntnisse der Infektionsübertragung.

> Semmelweis, Lister und Pasteur haben mit ihren Arbeiten den Grundstein für die heutige Hygiene gelegt.

Weitere wichtige Errungenschaften waren die Einführung des Operationshandschuhs aus Gummi, der in den 90er Jahren des 19. Jahrhunderts von Halsted erfunden wurde, und das Tragen der von Mikulicz eingeführten Gesichtsmaske aus Gaze während der Operation.

Der Gynäkologe Albert Döderlein untersuchte die Ursachen einer puerperalen Sepsis. Er erkannte, dass eine intakte vaginale Laktobazillenflora einen Infektionsschutz darstellen kann und dass Veränderungen der physiologischen Vaginalflora das Risiko für eine puerperale Infektion erhöhen können. Er beschrieb damit als wahrscheinlich erster den sog. Kolonisationswiderstand, den ein intaktes bakterielles Mikrobiom gegenüber subsequenten

Infektionen bieten kann. Als Konsequenz führte er das Tragen von Gummihandschuhen in der Geburtshilfe ein.

Das Erkennen der mikrobiologisch-hygienischen Zusammenhänge bei der Entstehung und Verbreitung von Infektionen bildet die Grundlage für unser heutiges Verständnis der Problematik. Heute hat die Verhütung von Infektionen eine unverändert große Bedeutung, weil wir wissen, dass viele Infektionen durch die Behandlung in Krankenhaus und Ambulanz als nosokomiale Infektionen auftreten können.

> Die fortlaufende, systematische Erfassung, Analyse und Interpretation relevanter Daten zu nosokomialen Infektionen sowie deren Feedback an das ärztliche und medizinische Personal sind heute eine Form der internen Qualitätssicherung.

1.2 Infektionsepidemiologie

> Unter nosokomialen Infektionen werden die Infektionen verstanden, die in einem zeitlichen Zusammenhang mit einer stationären oder einer ambulanten medizinischen Maßnahme erworben wurden.

Nach § 2 Nr. 8 des IfSG (Infektionsschutzgesetz) wird eine nosokomiale Infektion definiert als eine Infektion mit lokalen oder systemischen Infektionszeichen als Reaktion auf das Vorhandensein von Erregern oder ihrer Toxine, die in zeitlichem Zusammenhang mit einer stationären oder einer ambulanten medizinischen Maßnahme steht, soweit die Infektion nicht bereits vorher bestand. Es handelt sich hier um eine epidemiologische und pragmatische Definition, die jedoch natürlich nicht unfehlbar ist.

Beispiele für gynäkologisch relevante Infektionen
- Infektionen, die im Krankenhaus auf den Stationen und in den Arztpraxen erworben werden,

- Infektionen in der Folge einer Operation (postoperative Wundinfektionen),
- puerperale Infektionen,
- Infektionen bei Neu- und Frühgeborenen.

Prinzipiell können alle Infektionen, so auch nosokomiale Infektionen, einen exogenen oder endogenen Ursprung haben.

Exogene Infektionen Sie werden von äußeren Infektionsquellen übertragen durch das Personal, Personenkontakt, Gegenstände, Instrumente, Katheter, Mobiliar, Raumluft, Klimaanlagen und die Umgebung. Dazu können auch Nahrung, Hautcremes und Infusionen gehören.

Endogene Infektionen Sie entstehen aus der körpereigenen Flora der Haut, des Darms und des Urogenitaltrakts. Das Durchbrechen natürlicher Barrieren, beispielsweise im Rahmen invasiver Maßnahmen wie Katheterisierungen oder Operationen, begünstigt das Auftreten einer endogenen Infektion.

Ursprung endogener und exogener nosokomialer Infektionen
- **Endogene Infektionen:**
  - Körpereigene Flora
  - Infektbahnendes Ereignis (invasive oder immunsuppressive) Maßnahme
- **Exogene Infektionen:**
  - Von äußerer Infektionsquelle übertragen (Kreuzinfektion, Vektorinfektion)

Als potenzielle Infektionsquellen gelten alle in der Praxis befallenen Personen, deren Kleidung, Geräte, Instrumente und Medizinprodukte, Fußböden, Flächen und medizinischer Abfall.

Keimreservoirs und Infektionsquellen in der Frauenarztpraxis
- **Patientin:**
  - Endogene Flora
  - Infizierte Patientin
- **Medizinisches Personal:**
  - Übertragung der eigenen Flora von Person zu Person
  - Übertragung der Patientenflora von Person zu Person
- **Geräte und Instrumente:**
  - Kontaktoberflächen – Gyn-Stuhl, Kolposkop, Beistelltische, Aufsätze etc.
  - Pinzette, Schere, Spekula etc.
- **Inventar:**
  - Kontaminierte Gegenstände
  - Liegen, Ablagen, Türgriffe, Telefone etc.
- **Oberflächen in der Praxis:** Kontaminierte Flächen in der Umgebung der Patientin
- **Wäsche:** Handtücher
- **Umwelt:** Umweltkeime

1.2.1 Transmissionswege

Die Übertragung von der Infektionsquelle auf den Empfänger kann auf verschiedenen Wegen erfolgen:

Transmissionswege von Infektionserregern
- **Direkter Kontakt von Mensch zu Mensch:** Hände, Geschlechtsverkehr
- **Indirekter Kontakt:**
  - Kontaminierte Gegenstände oder Flächen
  - Umweltmedien, Vektoren
- **Respiratorische Tröpfchen**
- **Tröpfchenkerne** (Aerosole)
- **Intrauterin von Mutter zu Kind**

Eine nosokomiale Infektion – sei sie exogen oder auch endogen – ist nicht gleichbedeutend mit einer Kolonisation oder Kontamination mit entsprechenden Erregern. Sie bedeutet auch nicht per se eine iatrogen und damit schuldhaft verursachte Infektion. Häufig ist die Verursachung oder die Infektionsquelle auch nicht einfach nachzuweisen. Endogene Infektionen entstehen v. a. dann aus der körpereigenen Flora des Patienten, wenn dieser durch Operationen oder andere Erkrankungen in seiner Abwehr geschwächt ist bzw. natürliche Barrierefunktionen (z. B. intakte Haut) außer Kraft gesetzt wurden.

Bakterien dieser Flora gehören zum natürlichen Mikrobiom des Patienten und sind Teil der körpereigenen Flora. Die Zusammensetzung des Mikrobioms unterliegt jedoch Schwankungen und kann durch Antibiotikagabe stark beeinflusst werden. Gerade in Krankenhäusern kommt es unter Antibiotikagabe bei Langliegern, wie Intensivstationspatienten, vergleichsweise häufig zu einer Besiedelung mit Krankenhauskeimen, ggf. auch mit multiresistenten Erregern. Diese Besiedelung kann durchaus ein Risikofaktor für das Auftreten einer Infektion darstellen. Aber auch andere Quellen wie Auslandsaufenthalte in Gebieten mit hoher Prävalenz für multiresistente Erreger oder Kontakt zu bestimmten Tieren oder Tierprodukten kommen dafür infrage.

Nosokomiale Infektionen gefährden insgesamt die Patienten. Dabei kann eine Krankenhausumgebung eine Übertragung der Erreger begünstigen, z. B. durch
- die Nähe zu anderen Patienten,
- unzureichende Desinfektions- und Basishygienemaßnahmen oder
- hohen Selektionsdruck wegen Antibiotikagabe.

1.2.2 Multiresistente Mikroorganismen

Multiresistente Erreger (MRE) stellen ein weltweites Problem dar, und ihre Ausbreitung wird nicht von politischen oder geographischen Grenzen gestoppt (Mutters 2016). Überall auf der Welt melden Surveillance-Systeme wie das europäische *Antimicrobial Resistance Surveillance System Network* eine Zunahme von Resistenzraten. In Regionen mit zuvor niedrigen Resistenzraten kann die Einführung eines neuen MRE zu dessen dauerhafter Etablierung und damit zu einer endemischen Situation führen (Rogers et al. 2011).

Es wird vermutet, dass der starke Gebrauch von Antibiotika in der Humanmedizin und in der Tierhaltung die Selektion von potenziell pathogenen Bakterien mit Resistenzen gefördert hat. Sie verbreiten sich vertikal oder können durch horizontale Übertragung von z. B. Resistenz-Plasmiden auch auf andere bakterielle Spezies übertragen werden. Die Resistenzmechanismen sind vielfältig: Sie reichen von der verstärkten Expression von Efflux-Pumpen, die ein breites Spektrum von Medikamenten aus der Zelle ausschleusen können, bis hin zu spezifisch antibiotikaspaltenden Enzymen. Die Gabe eines Antibiotikums verursacht einen Selektionsdruck auf die endogene Bakterienpopulation.

Mit der Einführung des Penicillins waren bereits Anfang der 1950er Jahre erste Resistenzen bei Staphylokokken nachzuweisen. Dieses Schicksal teilten bislang die meisten eingeführten Antibiotika: Es dauerte nicht lange, und die bakterielle Population mit ihren kurzen Generationszeiten entwickelte einen Resistenzmechanismus. Nach welchen Dynamiken und Kinetiken sich dieser innerhalb der Population ausbreitet, bleibt trotz intensiver Forschung noch immer weitestgehend unvorhersehbar und ungeklärt.

Hygienemaßnahmen wirken unabhängig vom Resistenzmechanismus und können daher auch im Falle des Auftretens neuer Mechanismen die Transmission unterbinden.

> **Krankenhäuser und medizinische Einrichtungen nehmen in diesem Zusammenhang eine zentrale Funktion für die horizontale Übertragung von Resistenzeigenschaften zwischen**

Bakterien ein, denn hier treffen, unter häufig aufrechterhaltenem Selektionsdruck, Bakterien mit unterschiedlichsten Resistenzeigenschaften aufeinander, sodass weitere Gene von anderen Bakterien aufgenommen werden und dadurch multiresistente Varianten entstehen können. Um dies zu verhindern, sind Hygienemaßnahmen und deren effektive Einhaltung unabdingbar.

Denn ein Fazit bleibt weitestgehend gleich: Wenn nosokomiale Infektionen auftreten, verursachen sie sehr hohe Kosten und Mortalitätsraten (De Angelis et al. 2010; Mutters et al. 2016).

Die MRE, die aktuell den größten Stellenwert einnehmen (Andrews et al. 2008; Chen et al. 2006; Creech et al. 2010), sind v. a. die Gruppe der multiresistenten gramnegativen Erreger (MRGN), hier insbesondere:

- Enterobacteriaceae (*Klebsiella pneumoniae, Escherichia coli*; jeweils als 3MRGN und 4MRGN),
- *Pseudomonas aeruginosa* (3MRGN und 4MRGN) und
- *Acinetobacter baumanii* (4MRGN).

Im Bereich der grampositiven Erreger sind zu nennen:

- methicillinresistente *Staphylococcus aureus* (MRSA) und
- die Gruppe der vancomycinresistenten Enterokokken (VRE)

> **Wichtige Vertreter multiresistenter Erreger (MRE) – Erregergruppen und Keime**
> - **Enterobacteriaceae:**
>   - *Escherichia coli*
>   - *Klebsiella* sp.
>   - *Enterobacter* spp.
>   - Andere Enterobacteriaceae
> - **Nonfermenter** (nosokomiale Problemkeime):
>   - *Pseudomonas aeruginosa*
>   - *Acinetobacter baumannii*

> **Die Therapie von Patienten, bei denen MRE nachgewiesen werden, ist kein Thema der Kliniken allein. Weiterbehandelnde Ärzte, Angehörige und ambulante Einrichtungen benötigen detaillierte Informationen über Maßnahmen im Zusammenhang mit diesen Erregern. Zur Infektionsprävention und Eindämmung der Resistenzentwicklung sind einrichtungsübergreifende Informationen und Kommunikation notwendig.**

1.2.3 Hygienemaßnahmen beim Auftreten multiresistenter Krankheitserreger

> **Wichtigste und wirksamste Maßnahme zur Prävention nosokomialer Übertragungen von multiresistenten Erregern ist die konsequente Einhaltung der Basishygiene, insbesondere der Händehygiene, durch alle Mitarbeiter der Praxis.**

Bei der Gefahr der Erregerübertragung durch Aerosole (z. B. nasopharyngeale MRSA-Besiedelung und gleichzeitiger respiratorischer Infekt) sollte vom Patienten innerhalb der Praxis ein Mund-Nasen-Schutz getragen werden.

Es kann sinnvoll sein, Sprechstundentermine mit MRE-kolonisierten bzw. -infizierten Patienten für das Ende des Sprechtages zu vereinbaren, um Wartezeiten zu vermeiden und im Anschluss eine sichere Desinfektion von Kontaktflächen durchführen zu können. Dieser im Praxisalltag jedoch teils sehr große Verwaltungsaufwand steht oftmals nicht im Verhältnis zum tatsächlichen Übertragungsrisiko im Wartezimmer. Das Aufstellen eines Händedesinfektionsmittelspenders inklusive Aushängung von Informationsmaterial zur Benutzung des Spenders ist sehr viel zielführender. Zudem sollte gewährleistet werden, dass auf die ärztliche Schweigepflicht und den Schutz der Daten des Patienten geachtet wird. Es kann durchaus zu einer Stigmatisierung des

Patienten und zur Verletzung dieser Pflicht kommen, wenn MRE-Patienten immer angekündigt als letzte einbestellt werden.

Bei einem Patienten mit positivem MRGN- oder VRE-Nachweis im Rektalabstrich sollte über die Basishygiene hinaus unmittelbar nach dem Toilettengang eine Desinfektion aller Kontaktflächen durchgeführt werden. Allgemein sollten entsprechende Informationsmaterialien in der Praxistoilette ausgehängt werden und für alle Patienten gelten, nicht nur für diejenigen, bei denen ein MRE-Status bekannt ist.

> **Die Mitarbeiter der Praxis sollen zur Problematik der multiresistenten Erreger umfassend und aktuell geschult sowie über den Status jedes MRE-Patienten informiert sein. Auf den Datenschutz muss geachtet werden, und eine Stigmatisierung des MRE-Patienten ist unbedingt zu vermeiden.**

1.2.4 Umwelt, ambulante Patientenversorgung und Infektionsquellen

Mikrobielle Oberflächenkontaminationen

Bei der Übertragung nosokomialer Infektionen spielen nicht nur die Menschen, die den jeweiligen Erreger an und in sich bergen, eine Rolle, sondern auch sog. unbelebte Oberflächen können das jeweilige Pathogen tragen und so Teil in der Infektionskette sein. Gerade bei der Verbreitung nosokomialer Infektionen in Kliniken, Ambulanzen und Praxen hat dies eine erhebliche Bedeutung, zumal die infrage kommenden Erreger nicht nur Tage, sondern oft sogar Monate dort persistieren und zu infektionstüchtigen Kontakten führen können.

Mykobakterien wie *Mycobacterium tuberculosis* können monatelang auf einer trockenen Oberfläche überleben, auch wenn das Infektionsrisiko schnell sinkt und die Infektionsdosis eine entscheidende Rolle spielt. Auch viele grampositive Bakterien wie MRSA oder VRE überdauern auf trockenen Oberflächen Monate.

Ebenso können die auf Intensiv- und Frühgeborenenstationen gefürchteten gramnegativen Bakterien wie *Acinetobacter* spp., *Klebsiella* spp., *Pseudomonas aeruginosa*, *Serratia marcescens* und *Escherichia coli* auf Oberflächen oder in wässrigen Lösungen einige Monate überleben.

Nicht nur Bakterien, auch Hefen wie *Candida albicans* und andere *Candida* spp. existieren problemlos über Monate auf trockenen Oberflächen. Ebenso können auch viele Viren auf trockenen Oberflächen lange ihre Infektiosität beibehalten. Es können gastrointestinale Viren wie HAV (Hepatitis-A-Virus) und Rotavirus bis zu 2 Monate lang persistieren. Noroviren behalten ihre Infektionsfähigkeit bis zu 7 Tage. HPV kann an Gegenständen ebenfalls mehr als 7 Tage persistieren. Selbst Herpesviren CMV oder HSV können zumindest über Stunden ihre Infektiosität beibehalten, wobei HSV unter hoher Feuchtigkeit auch tagelang infektionsfähig bleibt.

Physikalische Oberflächeneigenschaften wie die Materialbeschaffenheit, Poren, Unebenheiten, Kontaminationsreste etc. können ebenfalls für die Persistenz vieler Erreger von Bedeutung sein.

> **Durch die nachweislich hohe Persistenz und Überlebensfähigkeit der meisten nosokomialen Erreger auf Oberflächen und Gegenständen besteht die Gefahr einer permanenten Quelle der Übertragung dieser Erreger, wenn nicht geeignete Maßnahmen zur regelmäßigen und präventiven Desinfektion dieser Oberflächen ergriffen werden.**

Oberflächenkontaminationen in der Frauenarztpraxis

Abgesehen von der besonderen Lage in Kliniken stellt dies natürlich auch in den der Patientenversorgung vor- bzw. nachgelagerten Ambulanzen und Praxen ein besonderes Problem dar. In den Praxen, die eine Art Bindeglied zwischen öffentlichem Raum und Klinik darstellen, in denen aber v. a. die ambulante Behandlung von Erkrankten mit einer potenziellen Gefährdung durch derartige Pathogene den Alltag bestimmt, muss ein Ort für adäquate Hygienemaßnahmen sein, um das Gefahrenpotenzial zu senken. Gerade bei einer gynäkologischen Untersuchung ist die Gefahr einer Erregerverschleppung und Kontamination von Oberflächen erheblich. Nach einem Praxistag lassen sich in unterschiedlicher Dichte von den Oberflächen in unmittelbarer Nähe des Untersuchungsstuhls leicht bakterielle Kontaminationen nachweisen (◘ Abb. 1.4, ◘ Abb. 1.5, ◘ Abb. 1.6).

Trotz Einhaltung bestimmter hygienischer Vorgaben wie der Desinfektion von Händen und dem wechselnden Gebrauch von Einmalhandschuhen sind v. a. die Schubfächer für Spekula und Tupfer unter der Stuhlablage und am Instrumentenschrank, aber auch die Ablage für Abstrichmaterial, die Lampe und das Kolposkop Stellen, an denen durch unabsichtliche Berührung Kontaminationen der Oberflächen stattfinden können. Dies gilt auch für die Tastatur des Ultraschallgerätes.

> **Angesichts der durchschnittlichen Patientenaufkommen kann eine ständige Oberflächendesinfektion in der Praxis schwierig sein, aber die Beachtung der Kontaminationsgefahr ist eine sinnvolle Maßnahme, um Kontaminationen in Grenzen zu halten. Das betrifft auch die leicht in die Routine zu integrierende Händedesinfektion zwischen den einzelnen Untersuchungen, die als eine eine ärztliche Pflicht zu betrachten ist.**

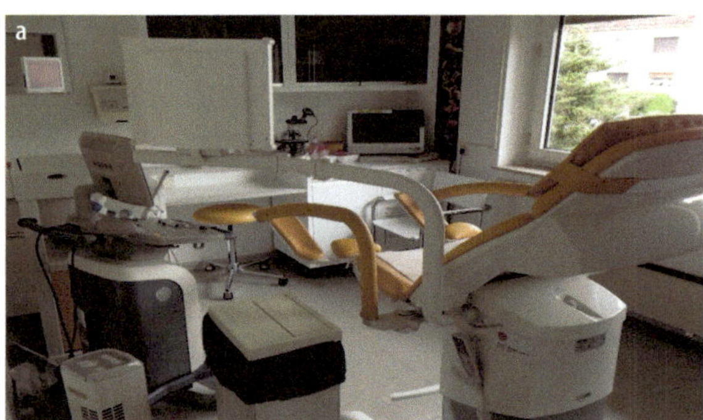
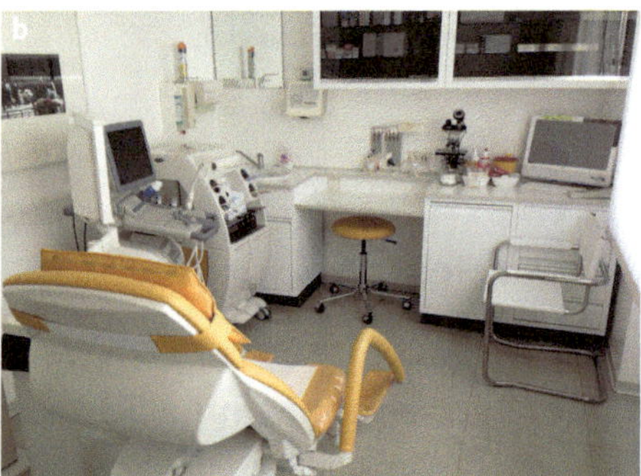

◘ **Abb. 1.4**   **a, b** Gynäkologischer Untersuchungsraum mit einer Vielzahl von potenziellen Keimkontaminationsoberflächen

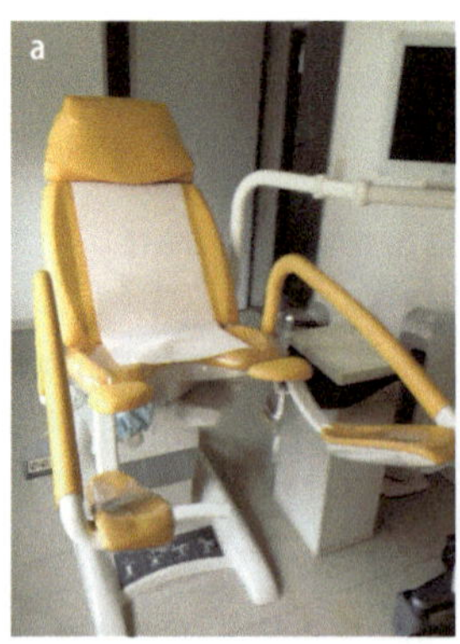
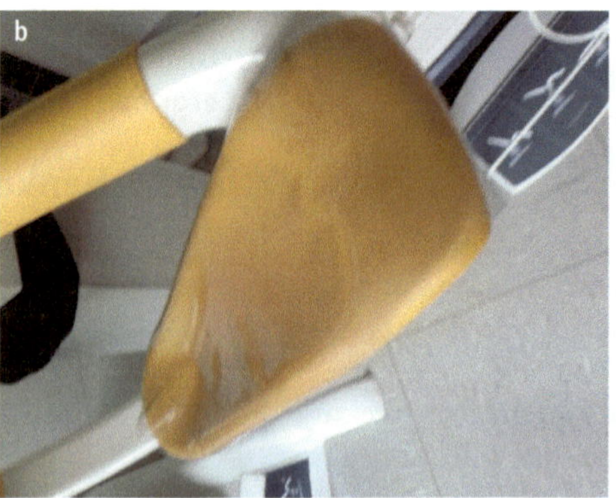
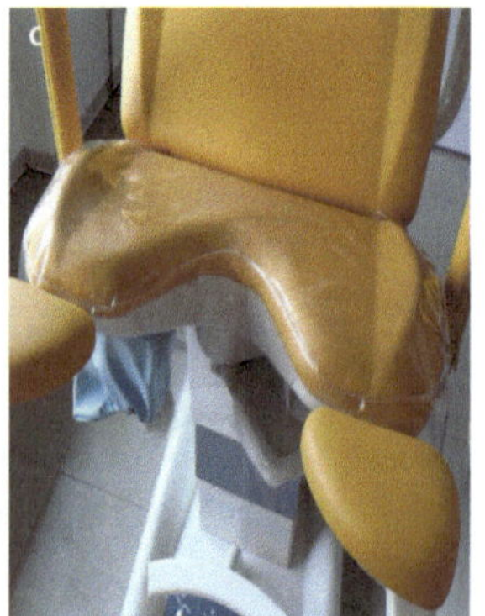

◘ **Abb. 1.5**   **a–c** Die Kontaktflächen des gynäkologischen Untersuchungsstuhls sind im Rücken-, Arm- und Fußbereich durch auswechselbare Folien geschützt

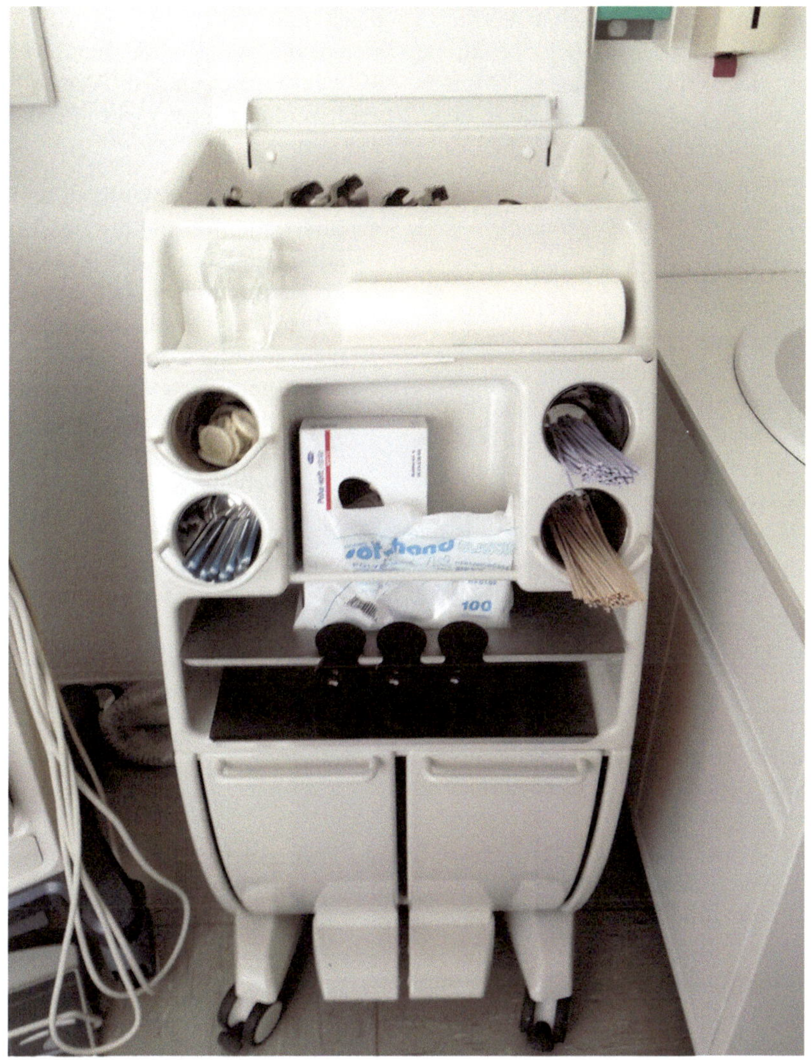

◘ Abb. 1.6 Beistellwagen für gynäkologische Utensilien (Handschuhe, Spekula, Abstrichtupfer, Folien u. a.)

Die gynäkologische Praxis ist wie ein ständig oberflächenkontaminierter öffentlicher Raum anzusehen, d. h., einem Kontakt bevorzugt ausgesetzte Oberflächen sollten routinemäßig durch Wischdesinfektion gereinigt werden (Neumann 2018).

Eine weitere Gefahr geht auch von sog. stillen Ecken aus, in denen sich zusätzlich auch noch Feuchtigkeit ansammeln kann. Beliebte Ecken sind hier Wasserabläufe, die häufig in kleinen Einbauschränken verborgen sind, oder Deckenverkleidungen, hinter denen sich Dämmmaterial verbirgt, das durch seine Saugfähigkeit Raumfeuchte binden kann. Infektionsquellen für verschiedene Erreger können somit auch in Wartebereichen und Untersuchungsräumen zur ambulanten Versorgung vorliegen.

Grundsätzlich ist davon auszugehen, dass auch Patientinnen, die die Praxis aufsuchen, nosokomiale Bakterien mit Resistenzeigenschaften an oder in sich tragen können; dies soll nach Reisen in den asiatischen Raum, in arabische Länder oder nach Afrika bis zu ein Viertel der Heimkehrer betreffen (Mutters et al. 2015). Im Zuge der jüngst stark gestiegenen Anzahl asylsuchender Mitmenschen kann hier besondere Aufmerksamkeit erforderlich sein (▶ Kap. 19, Hygienische Aspekte der Migrationsmedizin).

Für die Praxis sollte diese Gefahr als gegeben akzeptiert und mit einer erhöhten Hygienebereitschaft beantwortet werden.

Die meisten nosokomialen Erreger können auf trockenen Oberflächen aller Art bis zu einigen Monaten überleben (s. oben). Bedeutung für die Persistenz und die Anzahl der wieder kultivierbaren Erreger hat auch die aufgetragene Menge des Pathogens, was auf die Bedeutung von Maßnahmen zur Oberflächendesinfektion verweist. Je nach Erreger können auch niedrige Temperaturen die Vermehrung nicht verhindern (Beispiel: Listerien), was in der Praxis v. a. die Aufbewahrung in einem Kühlschrank betrifft. Aber auch eine höhere Luftfeuchtigkeit im Raum kann die Persistenz z. T. erheblich begünstigen, was entsprechend eine ausreichende Lüftung als Konsequenz haben sollte. Auch bezüglich der Tuberkulose stellt Lüftung ein adäquates, einfaches Mittel dar, um die Keimkonzentration im Raum und damit direkt das Infektionsrisiko zu verringern.

Dabei sollte nicht unberücksichtigt bleiben, dass Kontaminationen von Oberflächen durch Berührung oder Verschmutzung meist mehrere nosokomiale Pathogene betreffen können. Das heißt, bei Handkontakt mit einer kontaminierten Fläche können durchaus mehrere potenziell pathogene Erreger übertragen werden.

Die Übertragung durch Handkontakte betrifft Bakterien wie *Staphylococcus aureus*, aber auch *Escherichia coli* kann so effizient übertragen werden; ebenso können Viren wie z. B. HAV, Rotaviren und Rhinoviren über die Hände übertragen werden. Im öffentlichen Raum tragen Handkontakte deshalb effizient zur Verbreitung von Infektionserregern bei. Obwohl die Verbreitung von MRE ein Problem darstellt, betreffen Erkrankungen daran meist nur Einzelfälle von disponierten Personen, die, wenn sie nicht mit einer medizinischen Einrichtung in Verbindung stehen, epidemiologisch oft nicht ausreichend erfasst werden.

> In diesem Zusammenhang sind Übertragungen mit der Hand von kontaminierten Oberflächen auf Risikopatienten ein relevanter Transmissionsweg. Dies bleibt ein nicht zu unterschätzendes Problem, da die geforderte Händedesinfektion von etwa der Hälfte der Mitarbeiter in medizinischen Einrichtungen nur unzureichend genutzt wird.

Die Bedeutung der durch nachlässige Händehygiene geförderten Übertragung von nosokomialen Infektionen zeigen viele Nachuntersuchungen von Ausbrüchen. Zudem ist die Händehygiene eine der wenigen wirklich evidenzbasierten Hygienemaßnahmen, die einfach und direkt zu einer Verringerung von Infektionsraten führen kann.

1.3 Hygienische Relevanz des Infektionsschutzes für die Frauenarztpraxis

> Die Vermeidung bzw. Reduktion des Auftretens nosokomialer Infektionen hat auch im ambulanten Bereich der frauenärztlichen Tätigkeit eine große Bedeutung. Zur Vermeidung von Infektionsketten in der Frauenarztpraxis – ausgehend von der Infektionsquelle bis zu den Übertragungswegen zum Rezipienten, der dann wiederum eine Infektionsquelle werden kann – gehört ein an die Praxisgegebenheiten angepasstes Hygieneregime (AG Praxishygiene der Deutschen Gesellschaft für Krankenhaushygiene 2015).

Zwischen der Praxis- und der Krankenhaushygiene bestehen Paralellen. Vorschriften und Richtlinien, die im Krankenhaus angewendet werden, gelten bei gleicher Situation selbstverständlich auch im Handlungsraum für die ärztliche Praxis.

In den Arztpraxen kommt es zu einer zunehmenden Verlagerug der Patientenversorgung aus dem stationären in den ambulanten Bereich, zahlreiche invasive diagnostische Verfahren, Behandlungen und Eingriffe erfolgen ambulant. Das bedeutet: Frauenarztpraxen werden auch zunehmend zum Ort des ambulanten Operierens. Die Patientenversorgung in der Frauenarztpraxis umfasst auch Personen, die mit multiresistenten Erregern kolonisiert sind.

Es ist außerdem festzustellen, dass die Erwartungshaltung von Patienten auch im Hinblick auf hygienerelevante Aspekte gestiegen ist.

Die Hygieneanforderungen für eine Frauenarztpraxis sind wichtiger Bestandteil des Qualitätsmanagements und unter diesen Gesichtspunkten in einem neuen Blickwinkel zubetrachten. Es besteht die Pflicht, auch in der Frauenarztpraxis für den Infektionsschutz zu sorgen und die Weiterverbreitung von Krankheitserregern zu vermeiden (Cramer 2013).

Grundsätze zum Hygieneregime in der Frauenarztpraxis

- Etablierung eines Hygienemanagements, um einen bestmöglichen Infektionsschutz für die Patientinnen und das Praxispersonal zu gewährleisten (Hygienesicherheit)
- Absicherung eines hygienisch einwandfreien Arbeitens in der gynäkologischen Praxis (auf der Basis eines individuellen Hygieneplans)
- Jede Frauenarztpraxis hat ihre Hygiene selbst zu organisieren und zu verantworten
  - Etablierung geeigneter Strukturen und Prozesse
  - Förderung von Motivation und Bewusstsein bei allen in der Frauenarztpraxis Beschäftigten für das Hygieneregime
- Umsetzung von Hygieneempfehlungen der Fachgesellschaften und Einhaltung rechtlicher Rahmenbedingungen

Gesetzliche und normative Grundlagen für die Hygiene in der Frauenarztpraxis

© Springer-Verlag GmbH Deutschland, ein Teil von Springer Nature 2018
G. Neumann, N. T. Mutters, *Hygiene und Infektionsprävention in der Frauenarztpraxis*,
https://doi.org/10.1007/978-3-662-56367-0_2

Um Praxismitarbeiter und Patienten vor Infektionskrankheiten zu schützen, sind Arztpraxen durch Gesetzgeber und Berufsgenossenschaften aufgefordert, strenge Anforderungen an Hygiene und Arbeitsschutz zu erfüllen. Routinemäßig oder anlassbezogen überprüfen Gesundheitsämter die Hygienestandards u. a. auch durch behördliche Begehungen. Ohnehin wurden im Rahmen von vielen erlassenen länderspezifischen Hygieneverordnungen Begehungen von Praxen vorgeschrieben.

In Deutschland gibt es auf Bundes- und Landesebene eine Vielzahl von Regelungen, die – im engeren oder weiteren Sinne – die Hygiene betreffen. Dies sind zum einen Vorgaben, die von baulichen, technischen oder organisatorischen Maßnahmen über Desinfektions- und Sterilisationsvorschriften bis zum Hygienemanagement reichen. Ziel ist es, das Infektionsrisiko bei einem Aufenthalt in einem Krankenhaus, einer Praxis oder einer anderen Gesundheitseinrichtung zu verringern. Zum anderen gibt es eine Reihe von Vorschriften, die nicht in erster Linie die Vorbeugung/Vermeidung von nosokomialen (in einer Behandlungseinrichtung erworbenen) Infektionen betreffen, sondern deren Erkennung, Erfassung, Bewertung und gezielte Kontrolle bzw. Verhinderung der Weitergabe.

2.1 Infektionsschutzgesetz (IfSG)

Die wichtigsten gesetzlichen Regelungen für die Hygiene in der ärztlichen Praxis sind im Infektionsschutzgesetz (Infektionsschutzgesetz vom 20. Juli 2000 [BGBl. I S. 1045], das durch Artikel 1 des Gesetzes vom 17. Juli 2017 [BGBl. I S. 2615] geändert wurde) und in den Vorschriften der gesetzlichen Unfallversicherung (Berufsgenossenschaftliche Vorschrift für Sicherheit und Gesundheit bei der Arbeit BGV C8 Gesundheitsdienst in der Fassung vom 01.01.1997 – früher VBG 103) dargestellt.

Das IfSG verfolgt den Zweck, übertragbaren Krankheiten beim Menschen vorzubeugen, Infektionen frühzeitig zu erkennen und ihre Weiterverbreitung zu verhindern. Es enthält u. a. Regelungen über den meldepflichtigen Nachweis von Krankheitserregern und Krankheiten, Maßnahmen zur Verhinderung und Bekämpfung übertragbarer Krankheiten, nosokomialer Infektionen und multiresistenter Erreger. In dem Gesetz wird auch auf die Einhaltung der Infektionshygiene in Arztpraxen hingewiesen. Es enthält die Vorschrift, dass Leiter von Einrichtungen für das ambulante Operieren verpflichtet sind, bestimmte (vom Robert-Koch-Institut festgelegte) Infektionen und das Auftreten bestimmter resistenter Krankheitserreger fortlaufend aufzuzeichnen und zu bewerten, wobei dem zuständigen Gesundheitsamt auf Verlangen Einsicht in diese Aufzeichnungen zu gewähren ist.

Konsequenzen für die Frauenarztpraxis aus dem Infektionsschutzgesetz

- Meldepflichtiger Nachweis von Krankheitserregern, die auf eine akute Infektion hinweisen
- Meldung bestimmter Krankheitsbilder bei Verdacht, Erkrankung oder Tod durch den Arzt (§ 6 Arztmeldung)
- Meldung des labordiagnostischen Nachweises von bestimmten Krankheitserregern durch das Labor (§ 7 Labormeldung)
- Erstellung eines praxisinternen Hygieneplans
- Impfprävention zum Personal- und Patientenschutz

Zusätzliche Konsequenzen für die ambulant operierende Einrichtung aus dem Infektionsschutzgesetz

- Nosokomiale Infektionen und das Auftreten von Krankheitserregern mit speziellen Resistenzen und Multiresistenzen sind zu dokumentieren und zu bewerten
- Führen einer Statistik über Art und Umfang des Antibiotikaverbrauchs

2.2 Unfallverhütungsvorschrift

Die gesetzliche Unfallverhütungsvorschrift »Gesundheitsdienst« hat primär zum Ziel, die Gesundheit der Versicherten, also auch der Mitarbeiter, speziell vor nosokomialen Infektionen zu schützen.

2.3 Empfehlungen der Kommission für Krankenhaushygiene und Infektionsprävention (KRINKO) vom Robert Koch-Institut (RKI)

- **Richtlinie für Krankenhaushygiene und Infektionsprävention**

Unter den im weitesten Sinne normativen Regelwerken sind an erster Stelle die Empfehlungen für Krankenhaushygiene und Infektionsprävention, herausgegeben vom Robert-Koch-Institut (▶ www.rki.de), zu nennen. Für die ärztliche Praxis sind hier speziell die »Empfehlungen der KRINKO«, zu finden unter dem Punkt »Infektionsschutz«, von Belang. Sie enthalten u. a. Anforderungen an Händewaschen und -desinfektion, Schutzkleidung, Empfehlungen zum Vorgehen bei Injektionen und Punktionen, bei der Infusionstherapie, beim Harnblasenkatheterismus, bei der Aufbereitung von Medizinprodukten oder bei der Wundversorgung.

Die Richtlinien besitzen aber keine direkte rechtliche Verbindlichkeit, weil in der Bundesrepublik primär die Länder für das Gesundheitswesen zuständig sind. Die Richtlinie gibt jedoch den Konsens von qualifizierten Fachleuten wieder und stellt den Stand der medizinischen Wissenschaft dar. Verhält sich ein Arzt abweichend von der Richtlinie, so gerät er möglicherweise dahingehend in Beweisnot, dass er sein Vorgehen zu rechtfertigen hat. Es kann dann zu seinen Gunsten entschieden werden, wenn er nachweisen kann, dass seinem Handeln neuere wissenschaftliche Erkenntnisse zugrunde liegen, die

bei der Abfassung der betreffenden Richtlinie nicht berücksichtigt wurden. Durch die juristische Begebenheit, dass das Befolgen der Empfehlungen der KRINKO im IfSG festgeschrieben wird, besitzen diese Empfehlungen also durchaus Gesetzescharakter und sollten bekannt sein. Wird von ihnen abgewichen, sollte das praxisinterne Hygienevorgehen entsprechend beweisfähig auf aktuellem Niveau der wissenschaftlichen Praxis sein.

Das RKI hat spezialgesetzlich zugewiesene Vollzugsaufgaben, v. a. im Bereich des Infektionsschutzes, bei der Konzeption, der inhaltlichen Durchführung und Koordinierung der Gesundheitsberichterstattung des Bundes.

Das vom RKI entwickelte Meldesystem erfasst infektionsepidemiologische Daten zur Überwachung der Situation übertragbarer Krankheiten in Deutschland.

2.4 Weitere wichtige Vorschriften und Regelwerke

2.4.1 Biostoffverordnungen

Die Biostoffverordnung (BioStoffV) ist eine Verordnung zum Schutz von Arbeitnehmern bei Tätigkeiten mit biologischen Arbeitsstoffen.

Nach der Verordnung werden Biostoffe entsprechend dem von ihnen ausgehenden Infektionsrisiko und der Schwere der Erkrankung in vier Risikogruppen von Gruppe 1 (ohne erkennbares Risiko) bis Gruppe 4 (hohes Risiko) eingeteilt. Im Rahmen einer Gefährdungsbeurteilung muss der Arbeitgeber die arbeitsplatzbezogene Gefährdung der Beschäftigten durch die Tätigkeit mit Biostoffen vor Aufnahme der Tätigkeit beurteilen. Entsprechende Hygienemaßnahmen sind einzuleiten, und die Beschäftigten sind darüber zu informieren.

2.4.2 Gefahrstoffverordnung

Ziel dieser Verordnung ist es, den Menschen und die Umwelt vor stoffbedingten Schädigungen zu schützen durch

- Informationsermittlung und Gefährdungsbeurteilung,
- Regelungen zur Einstufung, Kennzeichnung und Verpackung gefährlicher Stoffe und Zubereitungen,
- Beschränkungen für das Herstellen und Verwenden bestimmter gefährlicher Stoffe, Zubereitungen und Erzeugnisse,
- besondere Schutzmaßnahmen der Beschäftigten und anderer Personen bei Tätigkeiten mit Gefahrstoffen.

2.4.3 Mutterschutzgesetz

Der gesetzliche Mutterschutz hat die Aufgabe, die (werdende) Mutter und ihr Kind vor Gefährdungen, Überforderung und Gesundheitsschädigung am Arbeitsplatz, vor finanziellen Einbußen sowie vor dem Verlust des Arbeitsplatzes während der Schwangerschaft und einige Zeit nach der Geburt zu schützen.

Weitere Regelungen zum gesundheitlichen Schutz werdender Mütter vor Gefahren, Überforderung und der Einwirkung von Gefahrstoffen am Arbeitsplatz finden sich u. a. in der Verordnung zum Schutze der Mütter am Arbeitsplatz (MuSchArbV).

Damit der Arbeitgeber die Mutterschutzbestimmungen einhalten kann, sollen Frauen dem Unternehmen ihre Schwangerschaft und den mutmaßlichen Tag der Entbindung mitteilen, sobald ihnen diese Tatsachen bekannt sind.

2.4.4 Desinfektionsmittellisten

Die in der Frauenarztpraxis eingesetzten Desinfektionsmittel müssen in den in Deutschland zur Verfügung stehenden Desinfektionsmittellisten verzeichnet sein. Man spricht dann von einem geeigneten Mittel, wenn es in der VAH- bzw. RKI-Liste aufgeführt ist.

VAH-Liste Die VAH-Liste wird herausgegeben von der Desinfektionsmittelkommission im Verbund für Angewandte Hygiene (VAH). Sie dient als Grundlage zur Auswahl von Desinfektionsmitteln für die routinemäßige und prophylaktische Desinfektion in Krankenhaus und Praxis sowie in öffentlichen Einrichtungen und anderen Bereichen, in denen Infektionen übertragen werden können.

RKI-Liste Liste der nach den Richtlinien für die Prüfung chemischer Desinfektionsmittel geprüften Desinfektionsverfahren (inkl. Verfahren zur Händedekontamination und hygienischen Händewaschung). Diese Liste wird vom Robert-Koch-Institut in Berlin veröffentlicht. Die hier aufgezählten Desinfektionsmittel und entsprechenden Konzentrationen werden auf Anordnung des Amtsarztes eingesetzt, im Allgemeinen nur im Seuchenfall.

2.4.5 Technische Regeln für Biologische Arbeitsstoffe (TRBA 250)

Die Technischen Regeln für Biologische Arbeitsstoffe (TRBA) geben den Stand der sicherheitstechnischen, arbeitsmedizinischen, hygienischen sowie der arbeitswissenschaftlichen Anforderungen bei Tätigkeiten mit biologischen Arbeitsstoffen wieder.

- **Biologische Arbeitsstoffe in der Gesundheit und Wohlfahrtspflege (BGR 250)**

Diese BG-Regel ist relevant für Tätigkeiten mit biologischen Arbeitsstoffen in human-, zahn- oder tiermedizinischen sowie pflegerischen und pharmazeutischen Arbeitsbereichen. Sie konkretisiert die Bestimmungen der Biostoffverordnung für die Bereiche Gesundheitswesen und Wohlfahrtspflege.

- 2.11 Normen (DIN-Vorschriften),
- 2.11.1 DIN EN ISO 15883-1 Allgemeine Anforderungen an Reinigungs- Desinfektionsgeräte,
- 2.11.2. DIN EN ISO 15883-2 Prüfverfahren von Reinigungs- und Desinfektionsgeräten für die thermische Desinfektion,
- 2.12 Arbeitssicherheitsgesetz: Prävention im betrieblichen Arbeitsschutz.

Darüber hinaus sind die gesetzlichen Vorschriften der einzelnen Bundesländer (Hygieneverordnungen der Bundesländer und Gebietskörperschaften) zu beachten.

Hygienische Anforderungen an die räumliche und funktionelle Gestaltung der Frauenarztpraxis

© Springer-Verlag GmbH Deutschland, ein Teil von Springer Nature 2018
G. Neumann, N. T. Mutters, *Hygiene und Infektionsprävention in der Frauenarztpraxis*,
https://doi.org/10.1007/978-3-662-56367-0_3

Intakte Praxisräume und ihre Einrichtung bilden zusammen mit der Medizintechnik die logistische Grundlage der ärztlichen Tätigkeit. Unter diesen Aspekten wird auch in der Frauenarztpraxis die Arbeitsumgebung individuell und nach hygienischen Normen des Qualitätsmanagement gestaltet.

3.1 Räumliche Anforderungen

Die Anforderungen an Zahl und Ausstattung der Räume einer Arztpraxis sind in Abhängigkeit von der fachlichen Ausrichtung unterschiedlich, sodass nur allgemeine Aspekte dargestellt werden können.

3.1.1 Eingangsbereich/Empfang

Der Arbeitsplatz am Empfang sollte funktional und freundlich eingerichtet sein. Mit einem durchdachten Konzept werden die Arbeitsabläufe optimiert. Versteckte Fächer hinter dem Tresen beinhalten medizinische Unterlagen wie z. B. Rezepte oder auch Büroartikel, Stempel u. ä. Das Ziel soll es sein, einen ordentlichen und aufgeräumten Arbeitsplatz zu präsentieren.

3.1.2 Wartezimmer

Wartezimmer sollen hell und freundlich ausgestattet und gut zu lüften sein. Gegen textile Fußbodenbeläge bestehen aus hygienischen Gründen keine strikten Einwände, es sollte jedoch berücksichtigt werden, dass Teppichböden nach Verunreinigung mit potenziell infektiösem Material schwer zu reinigen und nichtadäquat zu desinfizieren sind. Als Alternativen empfehlen sich daher Kunststoffbeläge aus Vinyl, die in verschiedenen Dekors angeboten werden (Holz-, Fliesenoptik etc.) sowie hygienisch und leicht zu pflegen sind. Ein Händedesinfektionsspender im Eingangs- oder Wartebereich verstärkt den Eindruck

einer hygienisch einwandfreien und sauberen Praxis und ist auch aus hygienischer Sicht sinnvoll. Vermehrt sind es die Patientinnen selbst, die auf solche Details Wert legen, da eine zum Teil reißerische Berichterstattung über »Hygieneskandale« und »Killerkeime« die Öffentlichkeit sensibilisiert haben.

3.1.3 Türen

Die Türen in einer Arztpraxis sorgen nicht nur für ein attraktives Ambiente, sondern schützen zusätzlich davor, dass Arzt-Patienten-Gespräche unabsichtlich von Dritten mitgehört werden. Unter diesem Aspekt sollten auch die Schallschutzanforderungen (DIN 4109) berücksichtigt werden. Die DIN 4109 gibt für Türen in Arztpraxen zwischen Sprechzimmer und Fluren eine Mindestanforderung an den Schalldämmwert von 37 Dezibel (dB) vor (Leniger-Salley 2016, 2017). Je höher der Schalldämmwert ist, desto besser ist der Lärmschutz.

3.1.4 Behandlungs- und Untersuchungsräume

In Behandlungs- und Untersuchungsräumen sollte der Fußboden leicht zu reinigen und zu desinfizieren sein, Teppichboden ist daher in diesem Bereich nicht geeignet. Geflieste Wände sind für derartige Räume in der Regel nicht erforderlich. Weder Vorhänge an den Fenstern noch ein Abfluss im Fußboden verstoßen grundsätzlich gegen hygienische Anforderungen, sie können aber einen hohen Reinigungsaufwand bedeuten. Die Oberflächen des Praxismobiliars sollen so gestaltet sein, dass sie bei Bedarf desinfizierend gereinigt werden können. Das gilt auch für die Bezüge von Liege- oder Sitzmöbeln. Für die Ausstattung von Eingriffsräumen, z. B. für ambulantes Operieren, gelten grundsätzlich dieselben Anforderungen wie im Krankenhaus.

Voraussetzungen für Arbeiten unter hygienisch einwandfreien Bedingungen sind saubere

Arbeitsräume und eine arbeitsplatznahe Möglichkeit zum Waschen und Desinfizieren der Hände. Das Handwaschbecken im Behandlungsraum, vorzugsweise mit Einhebelmischbatterie, ist mit Flüssigseife, einem Händedesinfektionsmittel- sowie einem Einmalhandtuchspender mit Abfallbehälter auszustatten. Zusätzlich sollte am Behandlungsplatz ein Händedesinfektionsmittel bzw. -spender zur Verfügung stehen.

Anforderungen an Handwaschplätze (Empfehlung aus TRBA/BGR 250)
- Leicht erreichbar
- Fließend warmes und kaltes Wasser
- Einhebelmischbatterien
- Direktspender für Händedesinfektionsmittel
- Hautschonende Waschmittel im Direktspender
- Geeignete Hautschutz- und Pflegemittel
- Einmalhandtücher

Die Instrumentenaufbereitung sollte nicht im Behandlungsraum erfolgen. Ist dies nicht möglich, muss der Aufbereitungsplatz von der Behandlungseinheit ausreichend weit entfernt sein und eine Trennung in eine reine und eine unreine Seite gewährleistet werden, um Kreuzkontaminationen während des Aufbereitungsprozesses unbedingt zu vermeiden.

3.1.5 Sanitärräume

In der Praxis sollten getrennte Personal- und Patiententoiletten vorhanden sein. Die Sanitärräume müssen mit einem Handwaschbecken mit Direktspendern für Flüssigseife und Handtücher (Textilhandtücher, Papierhandtücher) einschließlich Abfallbehälter ausgestattet sein. Zudem empfiehlt sich auch hier ein Händedesinfektionsspender. Die bodenfreie Anbringung von Toilettenbecken und Halterungen für Toilettenbürsten erleichtern die Reinigung dieser Räume erheblich. Toilettensitze müssen desinfizierbar sein. Toilettensitze aus Naturholz sind ungeeignet.

3.1.6 Lagerräume

Zu empfehlen ist die Bereitstellung eines Lagerraumes für die Vorratshaltung von Sterilgütern, Frischwäsche und anderen »sauberen« Lagerartikeln. Eine derartige Lagerhaltung ist in geringerem Umfang auch in verschließbaren Schränken im Behandlungs- und Untersuchungsraum möglich. Ist eine Zwischenlagerung von Schmutzwäsche und Abfällen erforderlich, so muss diese in einem getrennten Raum erfolgen.

3.2 Baulich-funktionelle Anforderungen an die Praxis

3.2.1 Behandlungs-/ Untersuchungsräume

In jedem Raum muss ein Handwaschbecken vorhanden sein. Erforderlich sind auch Einarmhebelspender für Händedesinfektion und Waschlotion, Einmalhandtücher sowie Treteimer mit selbstschließendem Deckel.

Fußböden Die Fußböden müssen feucht aufwischbar, fugendicht und desinfektionsmittelbeständig sein.

3.2.2 Empfangsbereich, Vorflur zum Warte- und Sprechzimmer

Bodenbeläge Teppichböden können hier ausgelegt werden, da diese Bereiche ausschließlich zur Besprechung und nicht zur Behandlung genutzt werden. Zu bedenken ist jedoch, dass diese nach Verunreinigung mit potenziell infektiösem Material schwer zu reinigen und nicht adäquat zu desinfizieren sind.

3.2.3 Raum für Instrumentenaufbereitung

Sinnvoll ist die Bereitstellung eines Raumes zur Instrumentenaufbereitung, in dem keine Patientenbehandlung stattfindet.

3.2.4 Sanitärräume, getrennt für Personal und Patienten

In jedem Sanitärraum muss ein Handwaschbecken mit kaltem und warmem Wasser vorhanden sein (Einhebelmischbatterie).

Zusätzlich sollten Einarmhebelspender für Waschlotion, Einmalhandtücher sowie Treteimer mit selbstschließendem Deckel vorhanden sein. Ein Händedesinfektionsmittelspender ist kein Muss, aber sehr empfehlenswert.

3.2.5 Inventar/Mobiliar

Das Inventar/Mobiliar soll glatt und abwaschbar sein. Holzmöbel, falls vorhanden, müssen eine desinfektionsmittelbeständige Lackierung besitzen.

Patientenliegen Einmal(papier)abdeckung.

Basishygienemaßnahmen in der Frauenarztpraxis

© Springer-Verlag GmbH Deutschland, ein Teil von Springer Nature 2018
G. Neumann, N. T. Mutters, *Hygiene und Infektionsprävention in der Frauenarztpraxis*,
https://doi.org/10.1007/978-3-662-56367-0_4

4.1 Desinfektions-, Reinigungs- und Sterilisationsmaßnahmen

Die **Desinfektion** ist eine Hygienemaßnahme, die dazu dient, Krankheitserreger abzutöten bzw. zu inaktivieren, sodass es nicht mehr zu einer Infektionsübertragung kommen kann. Angestrebt wird dabei eine Keimreduktion um den Faktor 1000–100.000 (3–5 log-Stufen) – ein Zustand, in dem eine Transmission nicht mehr wahrscheinlich ist und eine Infektionskette unterbrochen wird. Der Sinn von Desinfektionsmaßnahmen besteht im Schutz von Personal und Patient.

Unter **Reinigung** wird i. Allg. ein mechanisches Entfernen von Schmutz und Mikroorganismen verstanden, ohne diese unbedingt abzutöten. Meist erfolgt diese im medizinischen Bereich in Form einer Scheuer-Wisch-Reinigung: Tuch, Wasser, Reinigungsmittel.

Sterilisation bzw. steril bedeutet: frei von vermehrungsfähigen Keimen. Bakterien, Pilze, Sporen, Viren, auch Prionen müssen inaktiviert sein. Jedoch gilt zu bedenken, dass für sterile Medizinprodukte der Sterilitätssicherheitswert von $\leq 1{:}1.000.000$ angenommen wird. Dies bedeutet, dass auch bei der Verwendung steriler Medizinprodukte eine Infektion nicht ausgeschlossen werden kann. Zudem können weitere Faktoren (Beanspruchung von Medizinprodukten durch Lagerung und Transport) die Sterilitätsgewährleistung negativ beeinflussen und somit das Risiko, dass Medizinprodukte nicht keimfrei sind, erhöhen.

konsequent einzuhalten. Die Händehygiene ist eine der wichtigsten Maßnahmen zur Verhütung von Kontaminationen und Infektionen in der Arztpraxis.

Die Maßnahmen dienen
- dem Schutz vor Kontamination der Haut mit (fakultativ) pathogenen Erregern,
- der Entfernung und/oder Abtötung transienter Mikroorganismen,
- der Reduktion der residenten Flora,
- der Entfernung von Verschmutzungen.

Sie umfassen das Waschen, die Desinfektion und Pflege der Hände.

Als Voraussetzung für eine adäquate Händehygiene dürfen in Arbeitsbereichen mit erhöhter Infektionsgefährdung, also in allen Gesundheitsbereichen mit direktem Patientenkontakt, an Händen und Unterarmen keine Schmuckstücke, einschließlich Uhren und Eheringe, getragen werden. Künstliche Nägel und Nagellack sind nicht erlaubt, Fingernägel müssen kurz gehalten werden. Dies ist laut Vorschrift der Berufsgenossenschaft (BGR 250/TRBA 250, 4.1.2.6) nicht eine Empfehlung, sondern eine Vorschrift. Von dieser Regelung sind alle Bereiche betroffen, in denen Patienten gepflegt oder behandelt werden, sowie auch alle anderen Bereiche, in denen Kontakt zu biologischen Arbeitsstoffen (Mikroorganismen, die eine Infektion, sensibilisierende oder toxische Wirkung hervorrufen können) besteht (z. B. Labor, Sterilisationsraum etc.).

4.2 Händehygiene

Die Hände sind auch im Praxisalltag ständig im Einsatz und mit Geräten, diversen Flächen und Patienten in Dauerkontakt. Damit bilden sie einen wichtigen Ausgangspunkt für die Übertragung von Krankheitserregern.

> **Zum eigenen Schutz und zum Schutz der Patienten ist es daher besonders wichtig, die vorgeschriebenen Hygieneregularien**

4.2.1 Indikationen zur hygienischen Händedesinfektion

Es gibt verschiedene Indikationen zur Händedesinfektion. Die WHO orientiert sich bei der Händedesinfektion am Kontaminationsrisiko und definiert 5 Kontaminationsmomente zeitlich in die Gruppierung vor und nach dem Kontakt mit potenziell infektiösem Material.

1. **Vor Kontakt** zu Patienten und vor aseptischen Tätigkeiten (z. B. Legen eines Blasen- oder Venenkatheters).
2. **Nach Kontakt** mit potenziell infektiösem Material (z. B. nach Wundkontakt oder Manipulation an Infusionen, Sonden, Kathetern, Verbänden, Kontakt mit Blasenkathetern, Injektionen, Punktionen, Inzisionen oder nach Kontakt zu Erbrochenem, Blut, Stuhl, Urin etc.),
3. nach Kontakt zu Patienten und nach Kontakt mit der direkten Patientenumgebung.
4. Weiterhin bei Bereitstellung von Infusionen, Herstellung von Mischinfusionen, Aufziehen von Medikamenten.
5. Auch nach dem Ablegen von Schutzhandschuhen, die zum Selbstschutz getragen wurden – man muss bedenken, dass auch Schutzhandschuhe nicht zu 100 % schützen und evtl. ab Werk Mikrorisse aufweisen können, die ein Eindringen von Erregern ermöglichen.

Beispielhafte Situationen in der Frauenarztpraxis, in denen die hygienische Händedesinfektion durchzuführen ist
- Bei Arbeitsbeginn
- Bei sichtbarer Verschmutzung (hier muss zuerst die Waschung durchgeführt werden, danach die Desinfektion)
- Nach Toilettenbenutzung
- Nach dem Ablegen von Handschuhen
- Vor Injektionen, Punktionen
- Bei entsprechenden Eingriffen, z. B. Katheterismus, Verbandwechsel, Wundbehandlung
- Vor dem Anrichten von Injektionen, Punktionen, Infusionen etc.
- Vor und nach Patientenkontakt, um eine Verschleppung von Erregern zwischen Patienten zu unterbinden

Zur hygienischen Händedesinfektion sind Mittel auf Wirkstoffbasis von Alkoholen zu verwenden, die den Standardzulassungen gem. § 36 des Arzneimittelgesetzes entsprechen. Vorzugsweise sind Mittel aus der Liste des Verbundes für Angewandte Hygiene e. V. (VAH-Liste) zu verwenden.

> **Es ist zu beachten, dass bei bestimmten Viren (z. B. Noroviren) ggf. ein viruzides Händedesinfektionsmittel eingesetzt werden muss bzw. die Einwirkungszeit entsprechend den Herstellerangaben zu verlängern ist. Allgemein werden 30 s angegeben, bei bestimmten Viren kann diese Zeit länger sein.**

Durch den Verzicht auf häufiges und ausgedehntes Händewaschen lässt sich die Verträglichkeit von Hautdesinfektionsmitteln deutlich verbessern. Wann immer möglich, sollten Händedesinfektionsmittel in die ungewaschenen trockenen Hände eingerieben werden. Zusätzlich wird empfohlen, eine regelmäßige, dem Hauttyp angepasste regenerierende Hautpflege zu betreiben. An einem Händewaschplatz sollen direkt Spender für Desinfektionsmittel, Flüssigseife und ggf. Hautpflegemittel vorhanden sein.

In Bereichen mit besonderer Infektionsgefährdung ist vorgeschrieben, für andere Bereiche soll als Empfehlung gelten, dass die Wasserarmaturen ohne direkten Hautkontakt zu bedienen sind (z. B. Armhebel, elektronische Sensoren). Das Trocknen der Hände sollte nur mit Einmalhandtüchern erfolgen (Papierhandtücher oder textile Handtücher, die nach jedem Gebrauch erneut gewaschen werden).

Aktuelle Händedesinfektionsmittel besitzen zumeist auch Rückfetter, die ein Austrocknen der Hände verhindern. Aus Gründen der möglichen Allergisierung des Personals sollten möglichst nur parfümfreie Präparate zur Anwendung kommen. Zudem wird durch Zusatz von nichtflüchtigen Wirkstoffen auch eine Remanenzwirkung erzielt.

Soll zusätzlich zur hygienischen Händedesinfektion eine Händereinigung erfolgen, so wird diese erst nach der Desinfektion durchgeführt. Dagegen werden stark beschmutzte Hände zunächst vorsichtig mit Wasser abgespült und dann gewaschen, wobei darauf zu achten ist, dass Umgebung und Kleidung nicht bespritzt werden (z. B. bei starker Blutverunreinigung). Im Anschluss sind die Hände nach gründlicher Trocknung zu desinfizieren. Bei punktueller Verunreinigung kann diese mit einem mit Händedesinfektionsmittel getränktem Papierhandtuch, Zellstoff o. ä. entfernt und danach die Hand desinfiziert werden.

4.2.2 Durchführung der hygienischen Händedesinfektion

Mindestens 3 ml des Händedesinfektionsmittels (es ist zu beachten, dass die Handinnenfläche gut benetzt ist, sich also in der Handmulde ein kleiner See gebildet hat) werden unverdünnt über sämtliche Bereiche der trockenen Hände unter besonderer Berücksichtigung der Innen- und Außenflächen einschließlich der Handgelenke, Flächen zwischen den Fingern, Fingerspitzen, Nagelfalze und Daumen eingerieben und für die Dauer der Einwirkzeit von mindestens 30 s feucht gehalten. Eine einfache, aber effektive 3-Stufen-Technik für die Händedesinfektion wurde von österreichischen und Schweizer Kollegen entwickelt und in der entsprechenden Publikation anschaulich dargestellt (Tschudin-Sutter et al. 2017).

Die Applikation des Desinfektionsmittels erfolgt über einen Wandspender.

■ Chirurgische Händedesinfektion

Bei der chirurgischen Händedesinfektion, die vor jedem operativen Eingriff vom Operateur und seiner Assistenz sowie vom instrumentierenden Personal durchgeführt wird, sollen die transienten Mikroorganismen beseitigt und die residente Hautflora weitgehend reduziert werden. Obwohl während

der Operation sterile Handschuhe getragen werden, ist die intensive und höchstmögliche Keimreduktion auf der Haut erforderlich, da ein Teil der OP-Handschuhe nach der Operation oft Mikroläsionen aufweisen, die den Austritt von Keimen erlauben und damit keinen sicheren Kontaminationsschutz bieten.

Voraussetzungen für die chirurgische Händedesinfektion
- Kurze, rund geschnittene und nichtlackierte Fingernägel
- Keine entzündlichen Prozesse im Bereich der Hände (z. B. Nagelbettentzündung)
- Kein Schmuck an Händen und Unterarmen

■■ Durchführung

Waschen
- Hände und Unterarme mit nach oben gerichteten Fingerspitzen und tief liegendem Ellenbogen maximal 1 min mit einer hautfreundlichen Waschlotion waschen,
- abspülen mit Wasser von den Fingerspitzen zum Ellenbogen hin,
- nach dem Abspülen Hände und Unterarme mit einem sterilen Einmalhandtuch abtrocknen (abtupfen, nicht abreiben).

Desinfektion
- Desinfektionsmittelentnahme aus einem Spender mit Ellenbogenbetätigung,
- Händedesinfektionsmittel auf Hände und Unterarme in mehreren Portionen (2 × 5 ml) auftragen,
- Händedesinfektionsmittel sorgfältig auf die Hände und Unterarme verteilen und einreiben,
- Hände und Unterarme müssen während der Einreibezeit vollständig mit dem Präparat benetzt sein,
- Beachtung, dass Fingerkuppen, Nagelfalze und Fingerzwischenräume nicht vernachlässigt werden,

— die Dauer der Einreibezeit richtet sich nach den Herstellerangaben und kann mehrere Minuten betragen (üblicherweise 1,5–3 min),
— bevor die OP-Handschuhe angelegt werden, müssen die Hände vollständig abgetrocknet sein.

Nach dem Ablegen der OP-Handschuhe erfolgt eine hygienische Händedesinfektion.

> **Wichtig ist eine hygienische Händedesinfektion nach Ablegen der Handschuhe, da diese aufgrund möglicher Perforationen und Kontaminationen beim Ausziehen keinen absolut sicheren Schutz vor einer Kontamination gewährleisten.**

Grundsätze zur Durchführung der chirurgischen Händedesinfektion
- Händedesinfektionsmittel in die trockene Hand geben. Dabei Spender mit dem Ellenbogen betätigen.
- Hände gezielt desinfizieren. Das Desinfektionsmittel wird über sämtliche Bereiche der trockenen Hände unter besonderer Berücksichtigung der Innen- und Außenflächen einschließlich Handgelenke, der Flächen zwischen den Fingern, Fingerspitzen, Nagelflächen, Nagelfalzen und Daumen eingerieben und für die Dauer der Einwirkungszeit feucht gehalten.
- Hände und Unterarme sind bis zu den Ellenbogen mindestens 1,5 min mit dem Händedesinfektionsmittel einzureiben.
- Die Standard-Einreibetechnik für die chirurgische Händedesinfektion entsprechend dem Einreibeverfahren nach EN 12791 ist zu befolgen.
- Hände und Unterarme müssen während der gesamten Einwirkzeit mit dem Desinfektionsmittel benetzt sein.
- Die Hände sind während und nach dem Einreiben über Ellenbogenniveau zu halten.
- Die Hände müssen vor dem Anlegen der OP-Handschuhe lufttrocken sein.
- Das Bürsten der Hände und Unterarme soll wegen Hautirritationen und erhöhter Keimabgabe bei der chirurgischen Händedesinfektion unterbleiben.

4.2.3　Überprüfung der Händedesinfektion

Lücken bei der Handedesinfektion sind durch einen fluoreszierenden Wirkstoff auf den Händen unter einer UV-Lampe erkennbar. Es kann mit dieser Technik die korrekte Händedesinfektion trainiert und überprüft werden (Günther et al. 2017) (◼ Abb. 4.1).

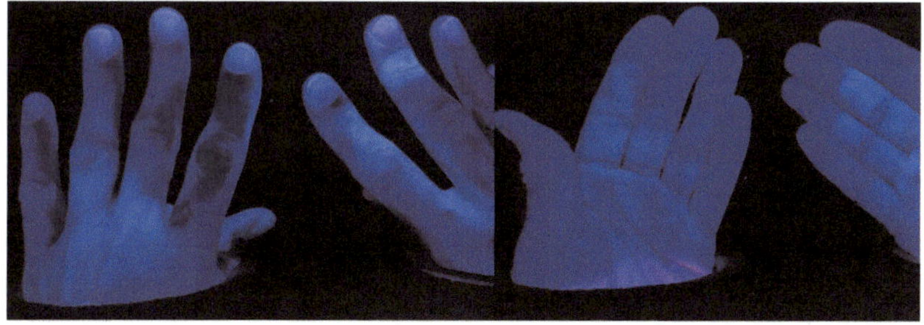

◼ **Abb. 4.1**　Desinfizierte Hände mit und ohne Benetzungslücken. *Links:* Partien an Daumen und Fingern sind deutlich dunkel gefärbt – Benetzungslücken. *Rechts:* Gleichmäßige Fluoreszenz – keine Benetzungslücken

4.2.4 Ausstattung für den Händewasch- und Desinfektionsplatz

- Einhebelmischbatterie (○ Abb. 4.2),
- fließend warmes und kaltes Wasser,
- Seifenspender (○ Abb. 4.3),
- Desinfektionsmittelspender,
- Einmalhandtuchspender,
- Spender mit Hautpflegemittel,
- Tretabfallbehälter für gebrauchte Einmalhandtücher.

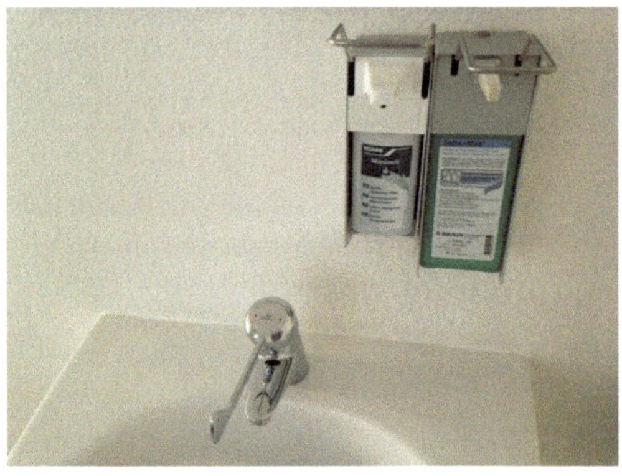

○ Abb. 4.2   Handwaschbecken mit Einhebelmischbatterie

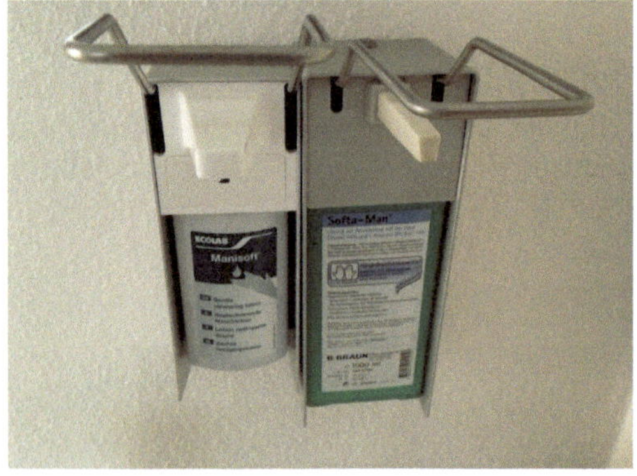

○ Abb. 4.3   Spender für Flüssigseife und Händedesinfektionsmittel

---

Händedesinfektion – Übersicht
- **Keimreduktion**
  - **Hygienische Händedesinfektion:** Transiente Flora
  - **Chirurgische Händedesinfektion:** Transiente und residente Flora
  - Schmutzentfernung: **Hände waschen**
- **Handpflege**
  - Hautschutzcreme
  - Zusätzlicher Schutzfilm
  - Hautpflegecreme
  - Lipid-, + Feuchtigkeitsersatz

4.3 Hygienische Entsorgung von Verbrauchsmaterialien

Zur hygienischen Entsorgung, insbesondere von medizinischen Verbrauchsmaterialien, werden im Behandlungs- und Untersuchungsraum Tretabfallbehälter mit selbstschließendem Deckel verwendet (○ Abb. 4.4).

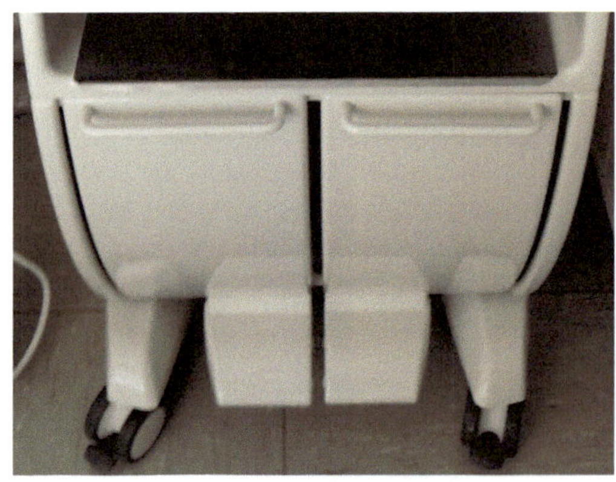

○ Abb. 4.4   Tretabfallbehälter mit selbstschließendem Deckel

4.4 Hautantiseptik – Hautdesinfektion

Mit der Hautantiseptik bzw. Hautdesinfektion soll eine Reduktion der Standortflora (hauteigene/residente Flora) und eine Abtötung der transienten Flora erreicht werden.

Die Verfahrensweise erfolgt in Abhängigkeit von Art, Lokalisation und Invasivität der Maßnahme.

> Eine Hautdesinfektion ist vor allen hautdurchtrennenden Maßnahmen (Punktionen, Injektionen, Inzisionen) erforderlich.

Das Hautantiseptikum muss ein nach Arzneimittelgesetz zugelassenes und für die Hautantiseptik gelistetes bzw. zertifiziertes Präparat sein. Geeignet sind Pumpsprays auf alkoholischer Basis in Verbindung mit sterilisierten (ggf. auch sterilen) Tupfern.

Für die Hautantiseptik gelten Alkohole als Wirkstoffe der ersten Wahl, wobei in talgdrüsenarmen Hautarealen eine Einwirkzeit von mindestens 30 s ausreichend ist. Dagegen muss bei Maßnahmen in talgdrüsenreicher Haut die Einwirkzeit den Herstellerangaben entsprechend verlängert werden.

4.4.1 Durchführung der Hautdesinfektion

- **Vor i. c.-, s. c.-, i. m.-, i. v.-Injektionen, Blutentnahmen, Legen von peripheren Verweilkanülen für Kurzzeitinfusionen**
  - Besprühen der Haut mit einem alkoholischen Hautdesinfektionsmittel
  - Mit einem Tupfer gründlich die Haut in eine Richtung abreiben (keine Rekontamination; dient der Entfernung der Fettschicht, von abgeschilferten Hautresten und anderen die Desinfektion beeinträchtigenden Rückständen)
  - Erneutes Besprühen der Haut mit einem alkoholischen Hautdesinfektionsmittel

  - Die Einwirkzeit des Präparates beachten (Herstellerangaben beachten)
  - Die Einstichstelle sollte trocken sein

Für die Antiseptik der Haut im Bereich des äußeren Genitals und der Vagina werden wässrige Lösungen empfohlen, die als Wirkstoffe z. B. Octenidin oder Chlorhexidin (z. T. auch in Form von Kombinationspräparaten) enthalten. Die empfohlenen Einwirkzeiten liegen zwischen 30 s und 2 min.

Bei Punktion von Gelenken, Liquorraum, Körperhöhlen muss zusätzlich mit sterilen Handschuhen, sterilem Kittel, Mundschutz und (Kopfhaube) gearbeitet werden.

> Vor allen Injektionen, Blutentnahmen und Punktionen ist eine sorgfältige Desinfektion der Haut ebenso wichtig wie die Durchführung der Händedesinfektion.

4.4.2 Hautantiseptik vor operativen Eingriffen/ Operationen

Wenn eine Entfernung der Haare notwendig ist, erfolgt dies unmittelbar vor dem Eingriff, bevorzugt mittels Kürzen der Haare (vorzugsweise elektrisches Haarschneidegerät) bzw. mittels Clipping (elektrisches Kürzen der Haare). Insgesamt wird heutzutage die Entfernung der Haare vermieden, da durch die Rasur Mikroverletzungen und somit Eintrittspforten für Bakterien entstehen und das postoperative Infektionsrisiko signifikant erhöht wird.

- Desinfektion/Antiseptik der Haut/ Schleimhaut durch mindestens 2-faches Abwischen mit jeweils neuem, getränktem sterilem Tupfer und steriler Pinzette/Kornzange von zentral nach peripher.
- Während der gesamten Einwirkzeit muss die zu desinfizierende Fläche satt benetzt und feucht gehalten werden. Hierbei muss darauf geachtet werden, dass der Patient nicht in einer Flüssigkeitsansammlung des

Desinfektionsmittels zu liegen kommt, da dies im schlimmsten Fall zu Hautnekrosen oder Unverträglichkeiten führen kann. Desinfektionsmittel mit Remanenzwirkung sind zu bevorzugen (z. B. Octenidin- und Chlorhexidin-Präparate).

4.5 Wundversorgung – Verbandwechsel

4.5.1 Versorgung frischer bzw. offener Wunden

- Einsatz von alkoholischem Händedesinfektionsmittel für die hygienische oder chirurgische Händedesinfektion dem Eingriff entsprechend,
- Desinfektion des umliegenden Hautareals mit alkoholischem Hautdesinfektionsmittel,
- Abdecken des Wundgebietes mit sterilen vorzugsweise (Einmal-)Textilien,
- Einsatz eines sterilen Instrumentariums (Einmalprodukt oder adäquat aufbereitetes Medizinprodukt zur Wundversorgung).

4.5.2 Verbandwechsel

Der Verbandwechsel erfolgt mit sterilen Verbandmaterialien, die zur einmaligen Verwendung eingesetzt werden.

Bei allen Wunden werden generell Einmalhandschuhe verwendet.

Bei verschlossenen und abgeheilten Wunden sowie auch bei genähten Hautwunden ist bei dem Verbandwechsel die Verwendung eines desinfizierten Wundbestecks ausreichend.

Desinfektionsmittel – Produktkategorien

© Springer-Verlag GmbH Deutschland, ein Teil von Springer Nature 2018
G. Neumann, N. T. Mutters, *Hygiene und Infektionsprävention in der Frauenarztpraxis*,
https://doi.org/10.1007/978-3-662-56367-0_5

Desinfektionsmittel mit identischer Zusammensetzung werden je nach Verwendungszweck als Arzneimittel, Medizinprodukte oder Biozide in verschiedenen Produktkategorien klassifiziert. Für jede Produktkategorie gelten unterschiedliche gesetzliche und regulatorische Anforderungen.

5.1 Produktkategorien zur Anwendung von Arzneimitteln, Medizin- und Biozidprodukten, Kosmetika

5.1.1 Arzneimittel

Definiert durch die EU-Richtlinie 2001/83/EC, nationale Regelung im Arzneimittelgesetz (AMG): Desinfektionsmittel gelten dann als Arzneimittel, wenn sie eingesetzt werden zur Desinfektion von Händen, Haut, Schleimhaut und Wunden und dazu dienen, Infektionen zu verhüten oder zu behandeln, wenn sie vorgesehen sind zur

- spezifischen Desinfektion von erkrankten Patienten,
- Händedesinfektion von Chirurgen.

5.1.2 Medizinprodukte

Definiert durch EU-Richtlinie 93/42/EC, die in Deutschland in das Medizinproduktegesetz (MPG) umgesetzt wurde: Produkte, die am Menschen eingesetzt werden zur Verhütung von Krankheiten und die im Gegensatz zu Arzneimitteln hauptsächlich physikalisch wirken (z. B medizinische Instrumente, Verbandszeug; eine pharmakologische Hauptwirkung wie bei Arzneimitteln ist auszuschließen).

Die Kategorie Medizinprodukte ist vorgesehen zur

- Desinfektion von Medizinprodukten,
- unspezifischen Körperdesinfektion auf physikochemischem Weg.

Es gehören dazu insbesondere Reinigungs- und Desinfektionsmittel, die quasi als »Zubehör« zur Aufbereitung von medizinischen Flächen und Gegenständen eingesetzt werden:

- Präparate für medizinische Flächen und Inventar,
- Präparate zur manuellen Aufbereitung von medizinischen Instrumenten,
- Präparate bei der Aufbereitung von medizinischen Instrumenten in Reinigungs- und Desinfektionsgeräten.

Die Medizinprodukte müssen im Rahmen eines Qualitätsmanagements ein umfangreiches Bewertungsverfahren auf Konformität durchlaufen.

5.2 Desinfektionsmittel für den Privatbereich und den Bereich des öffentlichen Gesundheitswesens

5.2.1 Biozidprodukte

Die EU-Verordnung Nr. 528/2012 definiert Desinfektionsmittel für den Privatbereich und den Bereich des öffentlichen Gesundheitswesens: Biozidprodukte für die menschliche Hygiene sind Wirkstoffe und Zubereitungen, die Schadorganismen wie Bakterien oder Viren auf chemische oder biologische Weise zerstören oder ihre Wirkungen verhindern. Biozidprodukte sind z. B. Desinfektionsmittel für den Einsatz auf allgemeinen Flächen (z. B. Fußböden).

Einteilung der Biozidprodukte nach Zielorganismen
- Viruzide gegen Viren
- Bakterizide gegen Bakterien
- Akarizide gegen Milben
- Algizide gegen Algen
- Fungizide gegen Pilze
- Insektizide gegen Insekten

Eine Besonderheit der Biozidprodukte besteht darin, dass die Wirkstoffe genehmigt und die Biozidprodukte zugelassen werden müssen. Für Biozidprodukte gilt die Biozidprodukte-Verordnung 528/2012.

Biozidprodukte sind vorgesehen zur
- Desinfektion von sonstigen Oberflächen wie Behandlungsstühle, Ablagen, Räume, Geräte, Anlagen, Anbauflächen,
- unspezifischen Körperdesinfektion ohne direkten Krankheitsbezug.

5.2.2 Kosmetika

Kosmetika zeichnen sich durch pflegende oder hygienische Eigenschaften aus. Es sind Produkte zur äußerlichen Hände- und/oder Hautreinigung, zur Pflege oder zum Hautschutz. Für alle Kosmetika gilt die Kosmetikverordnung 1223/2009.

5.2.3 Vaginale Medizinprodukte

Unter vaginalen Medizinprodukten werden Zubereitungen verstanden, deren bestimmungsmäßige Hauptwirkung im oder am menschlichen Körper weder durch pharmakologische oder immunologische Wirkung noch durch Eingriff in den Metabolismus erreicht wird (Stute 2017). Bei den vaginalen Medizinprodukten werden unterschieden
- Lubrikativa,
- Feuchthaltemittel,
- Emollenzien.

Lubrikativa

Das Ziel der Lubrikativa besteht primär in der Linderung bzw. Verhinderung von Dyspareunien. Die Gleitmittel, entwickelt auf Hydrogel- oder Lipogelbasis, werden vor dem Sexualverkehr meist direkt auf dem Penis appliziert oder im Scheideneingang angewendet.

Entsprechend ist die Wirksamkeit von Gleitmitteln auf den Geschlechtsverkehr selbst beschränkt.

Feuchthaltemittel

Feuchthaltemittel bewirken die Befeuchtung des trockenen Vaginalepithels und werden aufgrund ihrer Wirksamkeit von bis zu 24 h auch unabhängig vom Sexualverkehr angewendet. Bei den Feuchthaltemitteln handelt es sich meist um sog. wässrige Gele (Hydrogele), d. h. wasserspeichernde und -abgebende Formulierungen mit oder ohne Zusatz von weiteren Wirkstoffen.

Emollenzien

Emollenzien sind hydratisierende Zubereitungen (z. B. Öl-in-Wasser-Emulsionen) mit einem hohen Feuchtigkeitsgehalt und rückfettenden Lipiden.

5.3 Flächen- und Instrumentendesinfektion und Desinfektionsmittel

5.3.1 Einsatz von Desinfektionsmitteln in der gynäkologischen Praxis

Desinfektionsmittel unterscheiden sich hinsichtlich ihrer chemischen Eigenschaften, ihres Wirkspektrums, ihrer Einwirkzeiten, Hautverträglichkeit, Materialverträglichkeit, Gesundheitsgefahren etc. erheblich. Für die einzelnen Anwendungsgebiete werden daher unterschiedliche Substanzen bevorzugt. Alle in der Frauenarztpraxis verwendeten Produkte von Desinfektionsmitteln müssen in der VAH-Liste eingetragen sein (Desinfektionsmittel-Kommission im VAH 2015).

Die VAH-Liste gliedert sich in folgende Abschnitte:
- Händedesinfektion (hygienisch und chirurgisch),
- Hautantiseptik (Hautdesinfektion),
- Flächendesinfektion,
- Instrumentendesinfektion (manuell),
- Wäschedesinfektion.

5.3.2 Definition der Wirksamkeitsprofile von Desinfektionsmitteln

- Bakterizid, levurozid: wirksam gegen alle vegetativen Bakterien und Hefepilze,
- begrenzt viruzid: wirksam gegen behüllte Viren wie Hepatitis-B-, Hepatitis-C-, HI-Virus, Herpesviren,
- viruzid: wirksam gegen unbehüllte Viren wie humane Papillomviren (HPV)

5.3.3 Händedesinfektionsmittel

Händedesinfektionsmittel sind Arzneimittel. Sie werden in der Praxis nur in Form von Originalgebinden verwendet. Das Umfüllen aus Großbehältern ist nicht gestattet, da die hierfür erforderlichen Voraussetzungen (Reinraumbedingungen) in der Praxis nicht eingehalten werden können. Die gleichen Anforderungen gelten für Hautantiseptika. Für die Händedesinfektion ist der Einsatz bakterizider, levurozider und begrenzt viruzider Desinfektionsmittel ausreichend. Die Festlegung des Desinfektionsmittels erfolgt im Hygieneplan.

5.3.4 Flächendesinfektionsmittel

Für die routinemäßige Flächendesinfektion ist in der Frauenarztpraxis der Einsatz bakterizider, levurozider und begrenzt viruzider Desinfektionsmittel für die routinemäßige Flächendesinfektion ausreichend. Die Festlegung des Desinfektionsmittels erfolgt im Hygieneplan.

> **Die Mittel müssen richtig ausgewählt und eingesetzt werden, da sie ansonsten unwirksam sind. Die empfohlenen Einwirkzeiten müssen beachtet werden. Zu beachten ist auch, dass die Wirkung eines Desinfektionsmittels nicht immer gegeben sein kann.**

Bei bestimmten Dauerformen (z. B. *C.-difficile*-Sporen) muss auf mechanische Reinigung gesetzt werden bzw. auf sauerstoffabspaltende Produkte auf Basis von Peroxidverbindungen Sporenwirksamkeit. Um eine Unterdosierung zu vermeiden und die Gefahr von Verätzungen beim Verdünnen von Desinfektionsmitteln zu verhindern, sollten Produkte ausgewählt werden, die direkt verwendet werden können (*ready for use*). Da auch Desinfektionsmittel nur eine begrenzte Haltbarkeit haben, muss auf das Haltbarkeitsdatum geachtet werden.

Nicht jedes Desinfektionsmittel wirkt gegen jeden Krankheitserreger. Es gibt Mittel, die z. B. Bakterien wirksam bekämpfen, aber bestimmten Virusarten wenig anhaben können. Es ist also wichtig, das richtige Mittel einzusetzen. »Viruzid« wirksame Desinfektionsmittel können beispielsweise den größten Teil der Viren unschädlich machen (z. B. bei Norovirus-Infektionen), bei »begrenzt viruziden« Produkten wird nur der Anteil der empfindlicheren, behüllten Viren abgedeckt.

> **Flächenhygiene ist eine der wichtigsten Maßnahmen gegen die Übertragung von Krankheitserregern aus der Umgebung.**

Es werden unterschiedliche Risikobereiche unterschieden:

Risikobereiche
Flächen mit hohem Risiko einer Übertragung:
- Generell:
  - Flächen mit häufigem Handkontakt wie Ablagen, medizintechnische Geräte (Monitore, Tastaturen, Kabel und Gehäuse von Geräten mit häufigem Kontakt, Infusionsständer)
  - Liegen und Tragen
  - Wickelauflagen
  - Oberflächen von Verbandwagen
  - Arbeitsflächen für die Zubereitung von Spritzen und Infusionslösungen

- Unter Umständen geht ferner ein Risiko aus von:
  - Türgriffen
  - Tastaturen (PC, Telefon, Fernbedienungen)
  - Bedienelementen von Kaffee- und Tafelwasseranlagen
  - Haltegriffen
  - Chipkarten

Flächen mit geringerem Risiko einer Übertragung:
- Flächen ohne häufigen Hand- und Hautkontakt wie

  - Böden
  - Wände außerhalb des direkten Kontaktbereichs
  - Lüftungsauslässe
  - Lampen
  - Heizkörper

In Anlehnung an die RKI-Empfehlung »Anforderungen der Hygiene bei der Reinigung und Flächendesinfektion« wurde die folgende Tabelle erstellt (◘ Tab. 5.1). Moderne Flächendesinfektionsmittel weisen in der Regel eine gute Reinigungsleistung auf, sind häufig besser biologisch abbaubar und oft

◘ Tab. 5.1 Anforderungen der Hygiene bei der Reinigung und Flächendesinfektion

Bereiche nach Risikostufe	Verfahren
Bereiche ohne Infektionsrisiko, z. B.	
Treppenhäuser und Flure Verwaltungsbereiche wie z. B. Büros Technische Bereiche	Alle Flächen: Reinigung
Bereiche mit möglichem Infektionsrisiko, z. B. Flächen mit häufigem Hände- bzw. Hautkontakt	
Wartezimmer Ambulanzen Radiologie Physikalische Therapie	Desinfektion Fußböden: Reinigung Sonstige Flächen: Reinigung
Bereiche mit besonderem Infektionsrisiko, z. B. Flächen mit häufigem Hände- bzw. Hautkontakt	
Eingriffsräume OP Hämatoonkologie (z. B. aggressive Chemotherapie)	Desinfektion Fußböden: Desinfektion Sonstige Flächen: Reinigung
Bereiche mit Patienten, die Erreger so in oder an sich tragen, dass im Einzelfall die Gefahr der Weiterverbreitung besteht, z. B. Flächen mit häufigem Hände- bzw. Hautkontakt	
Isolierbereiche Infektionsbereiche Funktionsbereiche, in denen diese Patienten behandelt werden	Desinfektion Fußböden: Desinfektion Sonstige Flächen: Reinigung
Bereiche, in denen v. a. für das Personal ein Infektionsrisiko besteht, z. B.	
Mikrobiologisches Labor Pathologie Entsorgung Unreine Seite des Aufbereitungsraumes etc.	Siehe TRBA

TRBA Technische Regeln Biologischer Arbeitsstoffe.

nicht teurer als Reinigungsmittel. Aus diesem Grund muss – auch nach Aussage des RKI – jede Einrichtung entscheiden, ob routinemäßig eine Reinigung oder eine Flächendesinfektion durchgeführt werden soll. Dabei sind auch die Praktikabilität und Durchführbarkeit zu berücksichtigen.

Die Flächendesinfektion als infektionsprophylaktische Maßnahme ist in vielen Fällen umstritten, z. B. findet nach der Desinfektion von Fußböden schon nach kurzer Zeit eine erneute Kontamination statt. Diese Rekontamination erfolgt jedoch nicht per se durch pathogene Erreger, sondern kann durchaus von ungefährlichen Kommensalen ausgehen. Dementsprechend erscheint die Flächendesinfektion heutzutage wieder als einfache und schadwirkungsfreie Methode. Durch die zusätzlich vorhandene Reinigungswirkung von modernen Flächendesinfektionsmitteln kann eine regelhafte Flächendesinfektion eine sehr gute Kompromisslösung darstellen, die zumindest das Potenzial zur Infektionsprophylaxe hat, auch wenn ihre Evidenz nicht eindeutig belegt werden kann. Bei sichtbaren Verschmutzungen von Flächen, z. B. Urin, Sputum, ist hingegen eine sofortige Wischdesinfektion unverzichtbar.

Flächendesinfektion

Routinemäßig erfolgt eine reinigende Flächendesinfektion auf Arbeitsflächen, die kontaminiert sein könnten, und auf häufig von Händen und Haut kontaktierten patientennahen Flächen. Eine gezielte Desinfektion und Reinigung ist nach Kontamination der Flächen mit Blut, Körperflüssigkeiten, Sekreten und Exkreten erforderlich.

> **Allgemeine Grundsätze zur Flächenreinigung und Desinfektion**
> - Exakte Dosierung sicherstellen. Falls kein Dosiergerät eingesetzt wird, sind andere Dosiersysteme zu verwenden, wie skalierte Messbecher und skalierte Eimer.
> - Eigenhergestellte Gebrauchslösungen der Desinfektionsmittel maximal einen Arbeitstag lang verwenden. Zu empfehlen für den Gebrauch in der Praxis sind Ready-to-use-Produkte.
> - Wischdesinfektion, d. h., die Fläche muss mit einer ausreichenden Menge des Mittels unter leichtem Druck nass abgerieben werden.
> - Die Fläche kann nach Antrocknen wieder benutzt werden, d. h., die Einwirkzeit muss nicht abgewartet werden.
> - Kontamination mit Blut, Faeces etc. zuerst mit desinfektionsmittelgetränktem Einwegtuch entfernen, dann normal desinfizieren.
> - Putzeimer nach Abschluss der Reinigungs-/Desinfektionstätigkeit gründlich reinigen und anschließend trocken aufbewahren.
> - Tücher und Wischbezüge sollen nach jedem Gebrauch maschinell thermisch bzw. chemothermisch desinfizierend aufbereitet werden. Trocken aufbewahren. Sie dürfen nur frisch gemäß Herstellerangaben aufbereitet zur Anwendung kommen.
> - Falls Feuchttuchspendersysteme verwendet werden, ist die Aufbereitungsanleitung des Herstellers genauestens einzuhalten; da in der Vergangenheit mehrfach Verkeimungen der Feuchttuchspendersysteme durch unsachgemäße Neubefüllung bekannt wurden. Standzeit und Dosierung und ggf. die Verbrauchsfrist gemäß Herstellerangaben ist auf dem Eimer zu vermerken. Durch Biofilmbildung, v. a. durch gramnegative Erreger, können diese Spendersysteme verkeimen und Ausbrüche bzw. Pseudoausbrüche auslösen (Günther et al. 2016).

Schnelldesinfektion

- Bei Kontaminationen kleinerer Flächen, von Geräten oder Gegenständen,
- mit desinfektionsmittelgetränkten Einmaltüchern oder Desinfektionsschaum vollständig benetzen,
- verbliebenes Desinfektionsmittel abtrocknen lassen.

> **Einwirkzeit beachten!**

Sprühen

Die Sprühdesinfektion ist nur zulässig in Fällen, in denen eine Wischdesinfektion nicht möglich ist, z. B. bei unebenen, verwinkelten und/oder schwer zugänglichen Flächen. Falls sog. alkoholbasierte Fertigpräparate verwendet werden, empfiehlt es sich, Präparate zu wählen, die einen Verschluss mit einem wiederverschließbaren Spritzloch besitzen. Beim Auftragen des Desinfektionsmittels aus der Spritzflasche auf das Wischtuch entstehen keine die Atemwege reizenden Aerosole – im Gegensatz zu den Sprühaufsätzen. Mit der Sprühdesinfektion wird keine zuverlässige Wirkung erreicht. Besteht ein zu großer Abstand, so kommt es zu einer übermäßigen Belastung der Raum- bzw. Atemluft mit Aerosolen und durch die Vernebelung des Desinfektionsmittels auch zu einer Gefährdung der Anwender. Die Sprühdesinfektion ist nur für kleine Flächen zu empfehlen.

Wischen

Bei einer Wischdesinfektion werden die Oberflächen oder Geräte desinfizierend gereinigt. Der Vorteil der Wischdesinfektion besteht darin, dass zusätzlich eine mechanische Reinigung stattfindet, d. h., Verschmutzungen werden gelöst und entfernt. Zudem gibt es nur eine äußerst geringe, wenn überhaupt vorhandene, gesundheitliche Belastung, denn beim Wischen erfolgt keine nachteilige Aerosolbildung.

> **Es ist besonders darauf zu achten, dass die Fläche vollständig benetzt wird und anschließend abtrocknet.**

Der Wischlappen sollte eine hohe Saugfähigkeit haben und zur Verhinderung einer Keimverschleppung regelmäßig gewechselt werden. Es empfiehlt sich, in den verschiedenen Funktionsbereichen Putzlappen unterschiedlicher Farbe zu verwenden, um Verwechslungen (z. B. der Lappen, mit dem die Toilette gereinigt wurde, wird zur Reinigung des Eingriffsraumes genutzt) vorzubeugen. Da es insgesamt bei der Reinigung/Wischdesinfektion von Oberflächen zur Keimverschleppung kommen kann, empfiehlt es sich, die getränkten Putzlappen nur für eine begrenzte Fläche zu verwenden.

Damit die gewischte Fläche jedoch so groß wie möglich ist, ohne Desinfektions-/Reinigungswirksamkeit einzubüßen, hilft eine besondere Falttechnik:

1. Den Putzlappen je nach Größe mehrfach falten,
2. mit der ersten Seite wischen, dann den Lappen wenden und mit dieser Seite wischen,
3. den Lappen aufklappen und die verschmutzten Seiten übereinanderlegen, wieder wischen, wenden und wischen,
4. Schritt 3 so lange wiederholen, bis keine sauberen Seiten mehr vorhanden sind. Danach den Lappen wechseln.

Zweistufiges Nasswischverfahren

Ein Nasswischverfahren ist in der Durchführung immer mehrstufig. Die beste Methode zur Flächendesinfektion ist das zweistufige Nasswischverfahren. Die Reinigungsflotte (Reinigungslösung) wird mit einem gut getränkten Mopp satt aufgetragen, wodurch anhaftende Verschmutzungen aufgeweicht und abgelöst werden. Die Wirkstoffe der Desinfektionsmittel beginnen innerhalb von 2–5 min ihre Wirkung zu entfalten. Die überschüssige Flotte wird mit dem zweiten Mopp aufgenommen und mit ihr die Keime und der noch verbliebene angelöste Schmutz. Die Restfeuchte trocknet schnell ab.

Das zweistufige Nasswischverfahren garantiert, dass Flächen ausreichend benetzt werden und Desinfektionsmittel ihre maximale Wirksamkeit entfalten können. Es verhindert Schichtaufbau und hat sich deshalb als die Methode der Wahl durchgesetzt.

Reinigungstücher und -bezüge

Es muss verhindert werden, dass die Reinigungs- bzw. Desinfektionslösung durch Wiedereintauchen der Tücher und Bezüge in die Lösung kontaminiert wird. Aus diesem Grund ist bei Reinigungsverfahren das Wiedereintauchen zu vermeiden und bei Desinfektionsverfahren zu minimieren. Hierzu sind verschiedene Verfahren, wie z. B. das Bezug-Wechselverfahren, geeignet.

Tücher und Wischmops zum mehrmaligen Gebrauch werden in einem maschinellen Verfahren chemothermisch aufbereitet, getrocknet und anschließend so gelagert, dass es nicht zu einer Vermehrung von Mikroorganismen kommen kann.

> **Nach Durchführung der Reinigungs- und Desinfektionsarbeiten dürfen keine Tücher, Feuchtbezüge u. ä. in der Desinfektionslösung verbleiben, da es zur Wirkstoffzehrung kommen kann.**

Putzeimer und andere Behältnisse werden arbeitstäglich gründlich gereinigt.

Wäschedesinfektion

Die gesamte Wäsche aus dem Praxisbetrieb muss desinfizierend behandelt werden. Standard ist die thermische oder chemothermische Aufbereitung. Die allgemeine Dienstkleidung, zumeist aus Baumwollmischgewebe, kann im chemothermischen Waschverfahren bei 60 °C oder bevorzugt als Kochwäsche im Betrieb gewaschen werden. Eine Haushaltswaschmaschine mit entsprechenden Programmen für die Aufbereitung von infektionsverdächtiger Wäsche erfüllt diese Anforderungen (desinfizierendes Waschmittel, z. B. Eltra 40 oder 60). Diese Maschinen müssen dann allerdings in das Qualitätsmanagement eingebunden werden (z. B. Überprüfung und Validierung) und obliegen auch der Kontrolle des Gesundheitsamtes. Dies sollte von einer benannten Mitarbeiterin übernommen werden. Zu bevorzugen ist in jedem Fall die Aufbereitung durch eine zertifizierte Wäscherei.

Aufbereitung von medizinischen Geräten und Medizinprodukten in der Frauenarztpraxis

© Springer-Verlag GmbH Deutschland, ein Teil von Springer Nature 2018
G. Neumann, N. T. Mutters, *Hygiene und Infektionsprävention in der Frauenarztpraxis*,
https://doi.org/10.1007/978-3-662-56367-0_6

6.1 Hygienegerechter Umgang mit Geräten und Medizinprodukten

In der Frauenarztpraxis kommen verschiedene Medizinprodukte zum Einsatz, die aufbereitet bzw. desinfiziert werden müssen: z. B. Mikroskop, Kolposkop, Ultraschallgerät, Ultraschallsonden, Dopplergerät, gynäkologischer Untersuchungsstuhl, Spekula, Küretten, Kornzangen, Pinzetten, Scheren, Hegar-Stifte etc.

Da es in der Vergangenheit häufiger zur Bemängelung seitens der Gesundheitsämter bei Routinebegehungen von gynäkologischen Praxen kam, sollte hier mit besonderer Aufmerksamkeit und Sorgfältigkeit gearbeitet werden. Nur so kann eine Keimverschleppung aufgrund mangelnder Aufbereitung ausgeschlossen und hygienisch einwandfreies Arbeiten gewährleistet werden. Negativ aufgefallen waren in der Vergangenheit besonders die mangelhafte Aufbereitung/Desinfektion von Spekula, die Aufbereitung und Einsatzbedingungen von intra- und extrauterinen Pessaren sowie die Aufbereitung transvaginaler Ultraschallsonden (Jäger u. Heudorf 2013; GBE 2008). Auch bei zukünftigen Begehungen von gynäkologischen Praxen ist also damit zu rechnen, dass gerade der Umgang mit Geräten und Medizinprodukten ein Fokus sein wird.

6.2 Rechtliche Grundlagen der Medizinprodukteaufbereitung

6.2.1 Instrumentenaufbereitung

> **Hinweis**
>
> Voraussetzung für die Festlegung der Art der Medizinprodukteaufbereitung ist eine Risikobewertung der Instrumente. Eine ordnungsgemäße Aufbereitung wird angenommen, wenn die gemeinsame Empfehlung der Kommission für Krankenhaushygiene und Infektionsprävention am Robert-Koch-Institut (RKI)

und des Bundesinstituts für Arzneimittel und Medizinprodukte (BfArM) zu den Anforderungen an die Hygiene bei der Aufbereitung von Medizinprodukten beachtet und eingehalten wird. Man beachte auch die Medizinprodukte-Betreiberverordnung (MPBetreibV). Sachdienliche und pragmatische Hinweise, gerade auch für die gynäkologische Praxis, finden sich auch in den Empfehlungen der Deutschen Gesellschaft für Krankenhaushygiene (DGKH).

Anforderungen an die Hygiene bei der Aufbereitung von Medizinprodukten

Einzelschritte (KRINKO 2012)
- Sachgerechte Vorbereitung
- Reinigung → Desinfektion, Spülung, Trocknung
- Prüfung auf Sauberkeit, Unversehrtheit
- Pflege, Instandsetzung
- Funktionsprüfung
- Ggf. Kennzeichnung
- Ggf. Verpacken, Sterilisation
- Dokumentierte Freigabe
- Validierte Verfahren
- Vorherige Risikobewertung
- Personal: benannt, qualifiziert

Medizinprodukte-Betreiberverordnung (MPBetreibV)

Medizinprodukte, die mit Krankheitserregern behaftet sind, stellen eine potenzielle Infektionsquelle dar. Aus diesem Grund müssen sie vor jeder Anwendung nach zuvor festgelegten, geeigneten, sicheren und reproduzierbaren Verfahren aufbereitet werden. Als Grundlage für die Aufbereitungsprozesse gilt die gemeinsame Empfehlung der KRINKO am RKI und des BfArM zu »Anforderungen der Hygiene bei der Aufbereitung von Medizinprodukten« (KRINKO 2012; KRINKO, BfArM 2018). Durch die Aufnahme in die MPBetreibV erhielt diese Empfehlung rechtliche Verbindlichkeit. § 4 Abs. 2 lautet, dass eine ordnungsgemäße Aufbereitung (inklusive der Validierung) vermutet wird, wenn die gemeinsame Empfehlung bei der Aufbereitung von Medizinprodukten beachtet wird. Unter anderem ist die elementare Forderung zu erfüllen, dass alle Einzelschritte der Aufbereitung auf das Medizinprodukt, die vorausgegangene Aufbereitung und die vorausgegangene und nachfolgende Anwendung des Medizinprodukts abgestimmt sein und durch Anwendung validierter Verfahren den Erfolg stets nachvollziehbar und reproduzierbar gewährleisten müssen.

Die Aufbereitung und die stete Erfüllung der Anforderungen setzen ein Qualitätsmanagementsystem voraus. Manuelle Reinigungs- und Desinfektionsverfahren müssen stets nach dokumentierten Standardarbeitsanweisungen und mit auf Wirksamkeit geprüften, auf das Medizinprodukt abgestimmten Mitteln und Verfahren durchgeführt werden, wobei man davon ausgeht, dass bei maschinellen Reinigungs- und Desinfektionsverfahren verfahrenstechnisch sichergestellt werden kann, dass die zur Erzielung einer quantifizierbaren Reinigungs- und Desinfektionsleistung notwendigen Parameter eingehalten werden. Auch bei Medizinprodukten, bei denen die Aufbereitung mit einer Desinfektion endet, muss die erfolgte Durchführung des Prozesses für den Anwender erkennbar sein. Die Standardarbeitsanweisungen müssen die Form der Freigabeentscheidung und das Vorgehen bei Abweichungen vom korrekten Prozessablauf enthalten, also gelenkte Dokumente sein.

Medizinproduktegesetz MPG § 2 Abs. 2

»Medizinprodukte dürfen nur von Personen errichtet, betrieben, angewendet und in Stand gehalten werden, die dafür die erforderliche Ausbildung oder Kenntnis und Erfahrung besitzen.«

■ **Medizinprodukte gemäß § 3 MPG**

Medizinprodukte sind alle einzeln oder miteinander verbunden verwendeten Instrumente, Apparate, Vorrichtungen, Software, Stoffe und Zubereitungen aus Stoffen oder andere Gegenstände, einschließlich der vom Hersteller speziell zur Anwendung für diagnostische oder therapeutische Zwecke bestimmten und für ein einwandfreies Funktionieren des Medizinprodukts eingesetzten Software, die vom Hersteller zur Anwendung für Menschen mittels ihrer Funktionen zum Zwecke der

a. Erkennung, Verhütung, Überwachung, Behandlung oder Linderung von Krankheiten,
b. der Erkennung, Überwachung, Behandlung, Linderung oder Kompensierung von Verletzungen oder Behinderungen,
c. der Untersuchung, der Ersetzung oder der Veränderung des anatomischen Aufbaus oder eines physiologischen Vorgangs oder
d. der Empfängnisregelung

zu dienen bestimmt sind und deren bestimmungsgemäße Hauptwirkung im oder am menschlichen Körper weder durch pharmakologisch oder immunologisch wirkende Mittel noch durch Metabolismus erreicht wird, deren Wirkungsweise aber durch solche Mittel unterstützt werden kann.

Die Einteilung der Medizinprodukte (Instrumente) geschieht unter zwei Aspekten:
- Einstufung nach Anwendung am Patienten (unkritisch, semikritisch und kritisch),
- Einstufung nach Möglichkeit der Aufbereitung (A, B, C).

Es werden damit alle Instrumente sowohl nach dem Risiko für die Anwendung am Patienten als auch nach den spezifischen materialtechnischen Möglichkeiten eingeteilt und beurteilt.

Unkritische Medizinprodukte Medizinprodukte, die lediglich mit intakter Haut in Berührung kommen (z. B. Stethoskop).

Semikritische Medizinprodukte Medizinprodukte, die mit Schleimhaut oder verletzter/krankhaft veränderter Haut in Berührung kommen (z. B. Spekulum).

Kritische Medizinprodukte Medizinprodukte zur Anwendung von Blut, Blutprodukten und anderen sterilen Arzneimitteln und Medizinprodukten, die die Haut oder Schleimhaut durchdringen und dabei Kontakt mit Blut, inneren Geweben und Organen kommen (z. B. Skalpell, Wundhaken).

Die weiteren Bedingungen für die Einteilung der Medizinprodukte sind ◘ Abb. 6.1 und ◘ Tab. 6.1 zusammenfassend dargestellt. Hinweise auf Normen zur Instrumentenaufbereitung gibt ◘ Tab. 6.2.

6.2.2 Allgemeine Instrumentendesinfektion

Heute wird zunehmend die maschinelle Desinfektion im Reinigungs- und Desinfektionsgerät (RDG) bevorzugt. Statt praxiseigener Aufbereitung wäre eine u. U. wirtschaftlich günstigere externe Aufbereitung zu prüfen oder die Verwendung von Einmalprodukten.

6.2.3 Manuelle Instrumentendesinfektion

Die manuelle Desinfektion und Reinigung erfolgt grundsätzlich folgendermaßen:

- Zuerst Reinigung (u. U. zusätzlich Ultraschall),
- dann Desinfektion, z. B. durch Einlegen in ein Tauch-Wannenbad.
- Desinfektionsmittelwannen mit Siebeinsatz und Deckel verwenden.

Lösung ansetzen
- Kaltwasser, Dosierhilfe, Handschuhe, Schutzbrille!
- VAH-gelistete Präparate verwenden.

Einlegen
- Sofort nach Gebrauch, zerlegt, vollständige Benetzung aller Oberflächen (auch Lumina!).

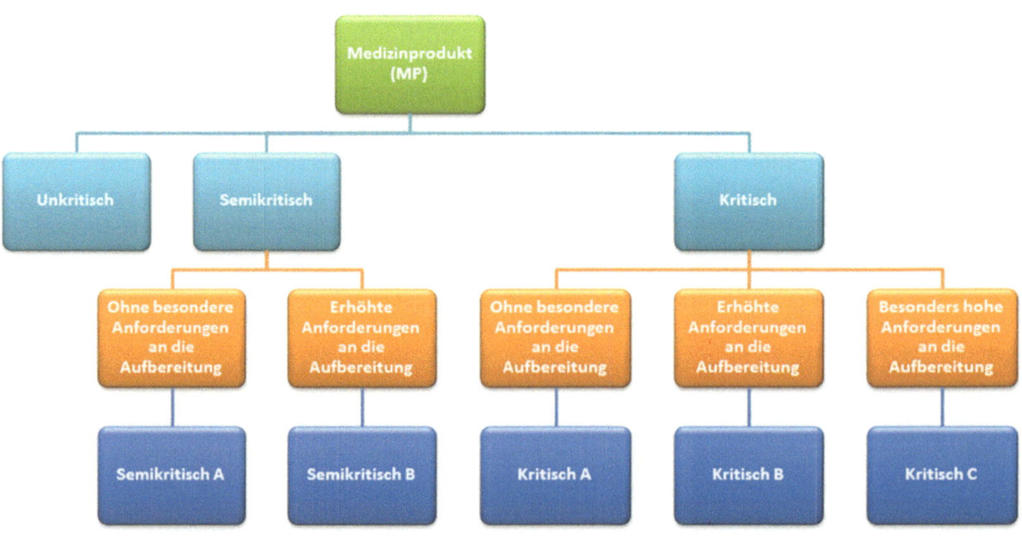

◘ **Abb. 6.1**   Einstufung der Medizinprodukte nach Anwendung am Patienten

◻ Tab. 6.1 Einteilung der zur mehrfachen Anwendung vorgesehenen Medizinprodukte in Risikogruppen (DGKH-Empfehlung) – Beispiel für die gynäkologische Praxis

Name	Risikogruppe	Behandlung	Verpackung
Stethoskop	Unkritisch	Desinfizierend reinigen	Unverpackt, offene Lagerung möglich
Vaginalspekula	Semikritisch A/B	Desinfizierend reinigen und sterilisieren	Staubgeschützt lagern
Kleine Scheren	Kritisch A	Desinfizierend reinigen und sterilisieren	Klarsicht-Sterilisierverpackung
Scharfe Löffel	Kritisch A	Desinfizierend reinigen und sterilisieren	Klarsicht-Sterilisierverpackung
Wundset: – Kleine Schere – Große Schere – Chirurgische Pinzette – Anatomische Pinzette – Nadelhalter	Kritisch A	Desinfizierend reinigen und sterilisieren	Sterilisierbehälter »Wundversorgung«
Chirurgische Pinzette	Kritisch A	Desinfizierend reinigen und sterilisieren	Klarsicht-Sterilisierverpackung
Anatomische Pinzette	Kritisch A	Desinfizierend reinigen und sterilisieren	Klarsicht-Sterilisierverpackung
Starres Zystoskop	Kritisch A	Desinfizierend reinigen und sterilisieren	Klarsicht-Sterilisierverpackung
Pean-Klemmen	Kritisch A	Desinfizierend reinigen und sterilisieren	Klarsicht-Sterilisierverpackung
Kornzange	Kritisch A	Desinfizierend reinigen und sterilisieren	Klarsicht-Sterilisierverpackung
Knopfsonde	Kritisch A	Desinfizierend reinigen und sterilisieren	Klarsicht-Sterilisierverpackung
Uterusfasszange (Kugelzange)	Kritisch A	Desinfizierend reinigen und sterilisieren	Klarsicht-Sterilisierverpackung
Hegar-Stifte	Kritisch A	Desinfizierend reinigen und sterilisieren	Klarsicht-Sterilisierverpackung
Uterusküretten	Kritisch A	Desinfizierend reinigen und sterilisieren	Klarsicht-Sterilisierverpackung

- Einwirkzeit einhalten, danach mit Wasser abspülen (evtl. VE- Wasser).
- Lösung täglich erneuern.

Die in der Frauenarztpraxis benutzten Instrumente wie Scheren, Pinzetten, Kornzangen, Klemmen, Skalpelle, Spekula u. a. sind nach der Benutzung und Vorreinigung in eine Desinfektionslösung zu legen, wodurch eine Keimverschleppung und somit das Infektionsrisiko für Patientinnen und Personal um ein Vielfaches reduziert werden kann. Außerdem wird durch die Nassentsorgung das Antrocknen von Blut, Sputum und anderen Sekreten verhindert.

Bei der chemischen Desinfektion in einem desinfizierenden Tauchbad müssen alle Gegenstände vollständig bedeckt sein.

◨ Tab. 6.2 Hinweise auf Normen zur Instrumentenaufbereitung

DIN EN ISO 15883-1	Reinigungs-/Desinfektionsgeräte – Teil 1 Allgemeine Anforderungen, Begriffe und Prüfverfahren
DIN EN ISO 15883-2	Reinigungs-/Desinfektionsgeräte – Teil 2 Anforderungen und Prüfverfahren von Reinigungs- und Desinfektionsgeräten mit thermischer Desinfektion für chirurgische Instrumente, Anästhesiegeräte, Gefäße, Utensilien, Glasgeräte usw.
DIN EN ISO 15883-3	Reinigungs-/Desinfektionsgeräte – Teil 3 Anforderungen und Prüfverfahren von Reinigungs- und Desinfektionsgeräten mit thermischer Desinfektion für Behälter für menschliche Ausscheidungen

Scheren, Klemmen usw. sind zu öffnen, Luftblasen an den Instrumenten sind zu entfernen. Zudem muss vorher eine manuelle Reinigung erfolgt sein.

Die in einem Tauchbad eingesetzten Desinfektionsmittel müssen ein breites Wirkungsspektrum aufweisen und VAH-gelistet sein, und die Materialverträglichkeit muss vom Hersteller deklariert sein.

> **Es ist von großer Bedeutung, dass Dosierung, Einwirkzeit und regelmäßiger Austausch nach Angaben des Herstellers streng eingehalten werden.**

Aufgrund der meist toxischen Desinfektionsmittelwirkung auf die Haut ist es besonders wichtig, dass sowohl beim Umgang mit dem Desinfektionsmittel als auch bei der Handhabung der Instrumente vor, und nach der Desinfektion Handschuhe getragen werden. Nach Beendigung der Einwirkzeit werden die Instrumente mit destilliertem Wasser abgespült und getrocknet.

Für Arztpraxen, in denen nicht regelmäßig operiert wird oder nur kleine chirurgische Eingriffe vorgenommen werden, ist es u. U. wirtschaftlicher, Einmalinstrumente einzusetzen. Ohnehin ist die maschinelle Desinfektion immer der manuellen vorzuziehen.

- **Einweginstrumente (Abb. 6.2)**
- Verschiedene Materialien sind auf dem Markt vorhanden.

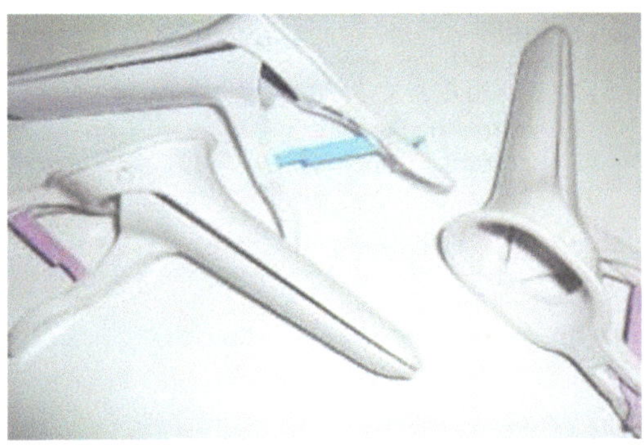

◨ Abb. 6.2   Einwegspekula aus Kunststoff

- Die Tendenz geht in Praxen zunehmend in Richtung Einweginstrumente.
- Der Aufbereitungsprozess entfällt (keine Nebenkosten).

6.2.4 Maschinelle Aufbereitung

Das thermisch-maschinelle Desinfektionsverfahren ist unter Praxisbedingungen zu bevorzugen. Es dient der Personalentlastung, ist validierbar und wird nach anerkannten geprüften Verfahren durchgeführt. Das Verfahren ist geeignet, um vegetative bakterielle Keime, einschließlich Mykobakterien, Pilze und Pilzsporen, abzutöten und Viren zu inaktivieren. Auch aus juristischer Sicht sind die maschinellen Verfahren von Vorteil.

> **Man beachte grundsätzlich die vorhandene Sachkunde resp. Fachkunde beim Personaleinsatz.**

Übersicht zur Instrumentenaufbereitung

Trennung unreiner und reiner Bereich!

- **Unreiner Bereich**
    - Desinfektion und grobe Vorreinigung der gebrauchten Instrumente
    - Ausreichend Platz
    - Ggf. »Spritzschutz« zum Waschbecken hin
- **Reiner Bereich**
    - Funktionsprüfung, Pflege, Instandsetzung
    - Verpackung
    - Sterilisator
- **Ablauf der Aufbereitung**
    - Desinfektion/Reinigung, Trocknung
    - Prüfung
        - Sauberkeit (Lupe mit eigener Lichtquelle!), Unversehrtheit, Identifikation
        - Pflege und Instandsetzung
        - Funktionsprüfung
        - Kennzeichnung
        - Verpackung und Sterilisation
        - Dokumentation, Freigabe

Die gute Reinigung bei der Instrumentenaufbereitung dient auch wesentlich dem Werterhalt und ist Voraussetzung für die erfolgreiche Sterilisation.

> **Instrumente mit mangelhafter Funktion oder Oberflächenschäden wie z. B. Rost oder abblätternder Chromschicht werden aussortiert und zur Reparatur/ Entsorgung gegeben. Prüfung auf Sauberkeit und Beschädigungen mit einer Lupe mit eigener Lichtquelle!**

Spezielle Instrumente in der Frauenarztpraxis – Basishygiene

© Springer-Verlag GmbH Deutschland, ein Teil von Springer Nature 2018
G. Neumann, N. T. Mutters, *Hygiene und Infektionsprävention in der Frauenarztpraxis*,
https://doi.org/10.1007/978-3-662-56367-0_7

7.1   Mikroskop (◘ Abb. 7.1)

Eine Voraussetzung für das erfolgreiche Mikroskopieren ist die saubere Optik im Mikroskop. Verschmutzungen beeinträchtigen das Bild. Als kritische Bereiche sind zu bewerten:

- Vorderfläche der Objektivfrontlinse,
- Beide Oberflächen des Deckglases,
- Oberfläche des Objektträgers,
- Oberflächen der Kondensor-Frontlinse,
- Außen- und Innenfläche der Augenlinse des Okulars,
- Außenfläche des Schutzglases in der Lichtaustrittsöffnung,
- Sonstige Glasoberflächen im Strahlengang, z. B. Kolben von Halogen- oder Hochdrucklampen, Fluoreszenzfilter, Strahlenteiler, Kollektoroptiken, Kontrastfilter.

■ Reinigung

- Die Auswahl der besten Reinigungsverfahren richtet sich nach der Art der optischen Oberfläche und der Art der zu entfernenden Verunreinigungen.
- Lose anhaftende Verschmutzungen werden mit einem kleinen Blasebalg oder mit einem weichen Malpinsel entfernt.
- Nichtabwischbare oder angekrustete Beläge können mit wenig Wasser (Anhauchen der Linse genügt meist) und einem Mikrofaserputztuch oder Linsenreinigungspapier bzw. einem nichtfusselnden, bereits häufig gewaschenem Leinentuch behandelt werden.
- Bei hartnäckigen Verschmutzungen verwendet man Waschbenzin oder Ether – keine Alkoholanwendung, da diese die Linsenverkittung angreifen könnte.
- Umweltgerechte Entsorgung der verwendeten Substanzen.

7.2   Kolposkop (◘ Abb. 7.2)

■ Reinigung

- Kolposkop und Stativ werden regelmäßig mit einem nebelfeuchten (nicht nassen) Tuch wischdesinfiziert.
- Die Anwendung von starken oder ätzenden Reinigungsmitteln ist zu unterlassen, da sie sehr schnell zur Beschädigung der lackierten Oberflächen führen.
- Vermeidung von Spritzwasser wegen der Gefahr der Gerätebeschädigung.

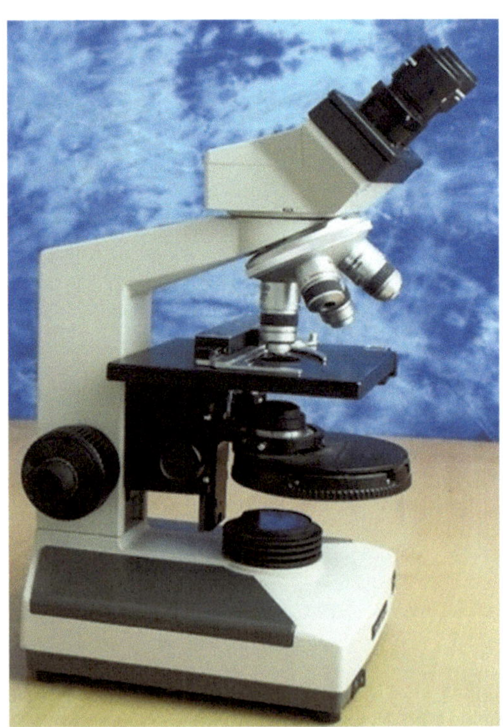

◘ Abb. 7.1   Phasenkontrastmikroskop

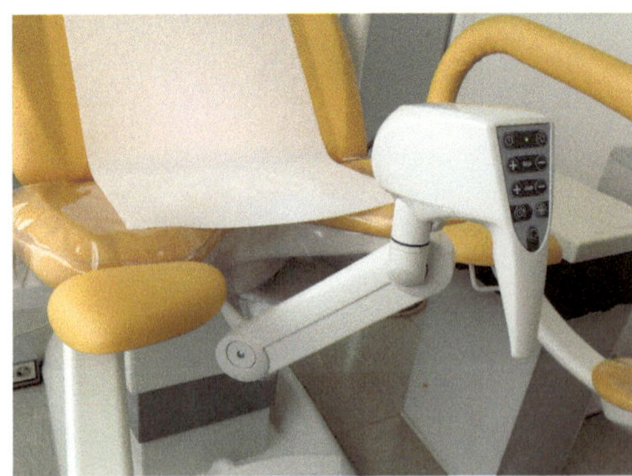

◘ Abb. 7.2   Kolposkop mit Gelenkarm am Untersuchungsstuhl

— Zur Reinigung der Optiken empfehlen sich Seifenlösungen. Zum anschließenden Trockenreiben eignen sich spezielle Optiktücher.

> **Keine Anwendung starker oder ätzender Reinigungs- und Desinfektionsmittel!**

■ **Desinfektion**

— Die Desinfektion des Kolposkops erfolgt mit Desinfektionsmitteln gemäß Hygienestandard (VAH-Liste) und entsprechend dem internen Hygieneplan der Praxis.
— Beispiele für geeignete Desinfektionsmittel:
  — Gebrauchsfertiges Schnell-Desinfektionspräparat auf Basis von Alkohol, z. B. Ethanol, 1-Propanol, 2-Propanol (Isopropanol),
  — Desinfektionsmittel auf Basis von Aminen, z. B. Chloramin T,
  — Desinfektionsmittel auf Basis von Quats, z. B. Didecyldimethylammoniumchlorid,
  — Desinfektionsmittel auf Basis von aktivem Sauerstoff (Peroxide), z. B. sauerstofffreisetzende Mittel.

> **Es ist darauf zu achten, dass die bei der manuellen Reinigung und Desinfektion zum Einsatz kommenden Lösungen nach Angaben der Hersteller angesetzt und deren angegebene Einwirkungszeit beachtet werden.**

7.3 Sonographiegerät

In der Frauenheilkunde werden Sonographiegeräte für die Oberflächen-Ultraschalluntersuchung (z. B. Abdominalsonographie) und die Untersuchung in natürlichen Köperöffnungen (Vagina, Rektum) insbesondere zur Diagnosestellung eingesetzt. Um eine eventuelle Kreuzkontamination zu verhindern, ist es wichtig sicherzustellen, dass auch die hygienischen Qualitätsanforderungen in

vollem Umfang erfüllt werden, d. h., unter Beachtung des hygienischen Personenschutzes ist eine Reinigung und Desinfektion des Sonographiegerätes, der Schallsonden, Ultraschallköpfe und Kabel vorzunehmen (■ Abb. 7.3, ■ Abb. 7.4). Die Reinigung der einzelnen Komponenten erfolgt, um Partikel von der Oberfläche zu entfernen, die Desinfektion, um vegetative Organismen und Viren abzutöten.

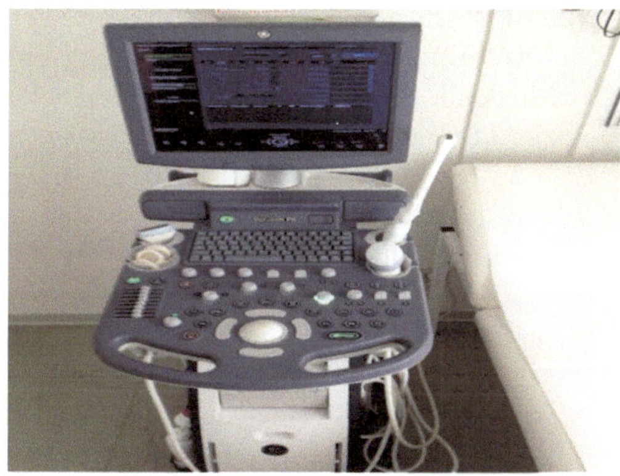

■ **Abb. 7.3** Ultraschallgerät mit Ultraschallsonde, Kondomschutzhüllen

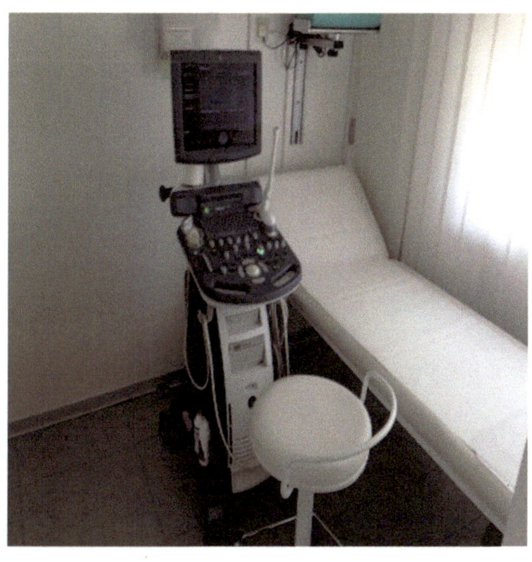

■ **Abb. 7.4** Ultraschallraum mit sauberen Wischflächen, sauberem Schaltpult und Bildschirm

7.3.1 Reinigen des Sonographiegerätes

Vor Beginn aller Arbeiten ist das Ultraschallgerät (Grundgerät, Monitor, Tastatur und Knöpfe, Schallkopfhalter, Filter, Stecker, Kontakte, Kabel, Gehäuse) einschließlich der Schallsonden mittels visueller Inspektion auf Verschmutzungen (z. B. angetrocknete Gelreste, Blut- und Sekretreste, andere nicht bestimmbare Verschmutzungen) zu überprüfen. Weist das Sonographiesystem Verschmutzungen auf, so ist eine Reinigung und anschließende Desinfektion mit geeigneten Mitteln unerlässlich.

- **Reinigungsprozess**
  - Vor der Reinigung des Sonographiegerätes Abschaltung der Stromversorgung
  - Zur Oberflächenreinigung des Ultraschallsystems Verwendung eines sauberen Zellstoff-Pads oder eines fusselfreien Tuchs, das leicht mit einem milden Reinigungsmittel angefeuchtet wird
  - Visuelle Inspektion auf Freiheit der Bereiche von Gelresten und anderen sichtbaren Rückständen
  - Sicherstellung, dass die Reinigungslösung nicht in das Bedienfeld, die Tastatur oder andere Öffnungen sickert
  - Nach der Reinigung Abtrocknen der Oberfläche mit einem sauberen, fusselfreien Tuch
  - Nach Abschluss der Reinigung wird das Netzkabel des Systems wieder an der Steckdose angeschlossen

- **Reinigen des Monitors**
  - Reinigung mit einem weichen, gefalteten Tuch auf das ein Glasreiniger gegeben wird
  - Keine Glasreiniger auf Kohlenwasserstoffbasis (wie beispielsweise Benzin, Methylalkohol oder Methyl-Ethyl-Keton) verwenden
  - Die längere Verwendung solcher Reiniger und festes Reiben beschädigen den Filter (Blendschutzfilter)
  - Vorsichtiges Abwischen der Frontfläche des Monitors
  - Beim Reinigen des Monitors darauf achten, ihn nicht zu verkratzen

Die Aufbereitung der Ultraschallgeräteoberfläche erfolgt am Ende des Arbeitstages mit den in der Praxis verwendeten VAH-gelisteten Flächendesinfektionsmitteln.

Das System muss wöchentlich gepflegt und gewartet werden, um sicher und ordnungsgemäß zu funktionieren.

7.3.2 Ultraschallköpfe und Ultraschallsonden

In der Frauenarztpraxis besteht für eine sachgemäße, hygienisch einwandfreie Aufbereitung von Ultraschallköpfen und -sonden neben der Reinigung die Notwendigkeit der Desinfektion, um eine Infektionsgefährdung der Patientinnen auszuschließen. Bei unzureichender Aufbereitung kann sich für die Patientinnen eine potenzielle Infektionsgefährdung u. a. durch Papillom-, Herpes-, Hepatitis-B-, Hepatitis-C und HI-Viren ergeben.

Ultraschallköpfe

Die Schallköpfe sind vor dem Gebrauch und zwischen Patientenuntersuchungen zu reinigen und zu desinfizieren. Die Reinigung besteht in der Entfernung aller sichtbaren Verschmutzungen oder Verunreinigungen von Schallkopf oder Kabel. Es werden dazu weiche Tücher zur einmaligen Anwendung eingesetzt. Seifen, Reinigungsmittel oder enzymatische Reinigungsmittel sind gemäß Herstelleranweisungen verwendbar.

- Gelrückstände: mit feinem Tuch entfernen.
- Blut-/Sekretrückstände: mit befeuchtetem Tuch entfernen, nicht antrocknen lassen.
- Ultraschallköpfe, die auf der intakten Haut zum Einsatz kommen, werden mit einem geeigneten Desinfektionsmittel abgewischt.

> **Hinweis**
>
> Schallköpfe, die Brüche, Abrieb oder Risse aufweisen, können gefährliche Verunreinigungen aufnehmen oder die Schutzhülle beschädigen!
>
> Wenn die Schallköpfe nicht benutzt werden, sind sie in den Halterungen an der Seite des Systems oder in einer sichtbaren Wandhalterung aufzubewahren.

Ultraschallsonden

Die in der Frauenarztpraxis verwendeten Ultraschallsonden sind nach dem Einsatz am Patienten unter Berücksichtigung vorgegebener Richtlinien aufzuarbeiten.

Die Reinigung der Ultraschallsonden ist durch die visuelle Kontrolle gut zu überwachen, die durchzuführenden wirksamen Desinfektionsverfahren müssen von den Sondenherstellern angegeben werden.

Zur Aufbereitung von Ultraschallsonden erfolgt gemäß der gemeinsamen Empfehlung der KRINKO sowie des Bundesinstituts für Arzneimittel und Medizinprodukte (BfArM) die Einstufung der Ultraschallsonden in unkritische, semikritische und kritische Risikobereiche (KRINKO 2012). Unter diesen Aspekten bezieht sich der Aufbereitungsprozess von Ultraschallsonden bezüglich der Reinigung, Desinfektion und Sterilisation auf die Risikoeinstufung einer möglichen Infektion oder Gefährdung von Patientinnen.

- **Individuelle Aufbereitung von Ultraschallsonden zur Anwendung in Gynäkologie und Geburtshilfe (❏ Tab. 7.1)**

■■ **Risikokategorie: unkritisch**

Ultraschallsonden gelten als unkritisch, wenn sie zu Diagnosezwecken nur mit intakter Haut in Berührung kommen. In der Frauenheilkunde zählen dazu Standardsonographien: Abdomen-, Mamma-, Dopplersonographie.

Unkritische Sonden werden ohne Schutzhülle eingesetzt.

Praktisches Vorgehen bei der Aufbereitung
- Unmittelbar nach Anwendung: Entfernung von Ultraschallgel mit einem feuchten Einwegtuch
- Anschließend an die Reinigung: Durchführung der Desinfektion
- Die Desinfektion muss bakterizid und levurozid wirksam sein (Angaben der Sonden- und Desinfektionsmittelhersteller beachten)

> **Hinweis**
>
> Die derzeit auf dem Markt verfügbaren Ultraschallsonden lassen sich nicht in maschinellen Reinigungs- und Desinfektionsprozessen (RDSG gemäß DIN EN ISO 15883) aufbereiten. Es werden validierte manuelle Verfahren angewendet. Der Desinfektionsschritt kann aber durch geeignete Geräte automatisiert bzw. übernommen werden. Es ist zu beachten, dass hierbei oft nur der Schallkopf (distales Ende) maschinell, der Verbindungsschlauch dagegen manuell desinfizierbar ist (Fachausschuss Qualität der DGSV 2017).

■■ **Risikokategorie: semikritisch**

Zu dieser Risikogruppe zählen transösophageale, transvesikale, transvaginale, transrektale Sonden, die Kontakt mit Schleimhaut oder krankhaft veränderter Haut aufweisen und die in der Regel in natürliche Körperöffnungen eingeführt werden.

In der Gruppe A der semikritischen Risikobewertung sind keine besonderen Anforderungen an die Aufbereitung gestellt. Die transvaginalen Ultraschallsonden sollten aber sicherheitshalber der semikritischen Gruppe B zugeordnet werden, denn die Anwendungs- und Funktionssicherheit

◻ Tab. 7.1 Aufbereitung von Ultraschallsonden gemäß der Einstufung von Medizinprodukten

Risikogruppen – Definition	Aufbereitungsmaßnahmen: Reinigung–Desinfektion–Sterilisation
Unkritisch	
Sonden stehen ausschließlich in Kontakt mit der intakten Haut Standardsonographien: Abdomen-, Mamma-, Dopplersonographie	Entfernung von Ultraschallgel mit feuchtem Einwegtuch: – Reinigung manuell/maschinell – Desinfektion manuell/maschinell
	Desinfektion mit bakterizid und levurozid wirksamen Desinfektionsmitteln (Angaben der Sonden- und Desinfektionsmittelhersteller beachten)
	Keine Sterilisation, keine Einwegschutzhülle vor erneutem Gebrauch
Semikritisch	
Sonden, die Kontakt mit Schleimhaut oder krankhaft veränderter Haut aufweisen und die in der Regel in natürliche Körperöffnungen eingeführt werden Transösophageale, transvesikale, **transvaginale**, transrektale, perianale Sonden	Entfernung von Ultraschallgel
	Kontaminationsfreies Abstreifen der Einwegschutzhülle, Schutzhülle entsorgen, anhaftende Verschmutzungen mit feuchtem Einwegtuch entfernen – Reinigung manuell/maschinell – Desinfektion manuell/maschinell
	Desinfektion mit bakterizid, fungizid und levurozid wirksamen D`esinfektionsmitteln (Angaben der Sonden- und Desinfektionsmittelhersteller beachten)
Kritisch	
Sonden, die bestimmungsgemäß die Haut bzw. Schleimhaut durchdringen und bei denen ein Kontakt mit Blut, inneren Geweben oder Organen besteht Intraoperativ eingesetzte Ultraschallsonden, die steril oder mit einer sterilen Schutzhülle zur Anwendung kommen, werden als Risikogruppe kritisch C eingestuft Intraoperativ eingesetzte Sonden, z. B. Punktions-Ultraschallsonden mit Führungskanal für eine Punktionsnadel	Schutzhülle entfernen und entsorgen
	Aufarbeitung der Sonden in maschinellem, chemothermischem Reinigungs- und Desinfektionsprozess (RDG gemäß DIN EN ISO 15883-4) oder durch manuelle Reinigung und Desinfektion
	Desinfektion mit bakterizid, fungizid und viruzid wirksamen Desinfektionsmitteln (Angaben der Sonden- und Desinfektionsmittelhersteller beachten)
	Sterilisation der Ultraschallsonde mittels Niedertemperatur-Sterilisation oder Plasmasterilisation

beeinflussende Effekte der Aufbereitung auf das Medizinprodukt und seine Materialeigenschaften sind bei diesen Ultraschallsonden nicht gänzlich auszuschließen. Der Einsatz der semikritisch bewerteten Ultraschallsonden muss stets unter Anwendung einer Einwegschutzhülle erfolgen (KRINKO-BfArM 2018).

Praktisches Vorgehen bei der Aufbereitung
- Rupturierte Schutzhüllen werden zuerst gereinigt, anschließend desinfiziert
- Kontaminationsfreies Abstreifen der Einwegschutzhülle

- Entfernung von Ultraschallgel unmittelbar nach der Anwendung
- Anhaftende Verschmutzungen mit feuchtem Einwegtuch entfernen
- Die nach der Reinigung zu erfolgende Desinfektion muss bakterizid, fungizid, viruzid und sporozid wirksam sein (Robert Koch-Institut 2017a) (Beachtung der Angaben des Sonden- und Desinfektionsmittelherstellers)
- Ultraschallsonde bei jedem Gebrauch mit einer neuen Einmalschutzhülle versehen

KRINKO-BfArM-Empfehlung »Durch die Handhabung der Schutzhülle sind Schmierinfektionen bzw. Kreuzkontaminationen nicht auszuschließen, so dass die Sonde nach jeder Untersuchung (nach Entfernen der Schutzhülle) einer Desinfektionsmaßnahme mit bakterizider, fungizider und viruzider Wirkung zu unterziehen ist.«

Desinfizierende Reinigung der Ultraschallsonden Bei der desinfizierenden Reinigung der Ultraschallsonden ist auch die Ablagenische für die Ultraschallsonde zu berücksichtigen, da sich hier häufig Schmutzablagerungen bilden (Heudorf et al. 2007d).

Entnahme des Ultraschallgels Die Ultraschallgel-Entnahme für die transvaginale und abdominelle Sonographie erfolgt aus dem Originalgebinde und ohne direkten Kontakt zu Sonde oder Schallkopf. Bei Mehrfachentnahmen mit direktem Eintauchen des Schallkopfes in das Gel sind Kontaminationen mit bakteriellen Sporen möglich!

▪▪ Risikokategorie: kritisch
Zu den kritischen Medizinprodukten gehören Medizinprodukte, die bestimmungsgemäß die Haut bzw. Schleimhaut durchdringen

und bei denen ein Kontakt mit Blut, inneren Geweben oder Organen besteht. In diesem Zusammenhang sind intraoperativ eingesetzte Ultraschallsonden (z. B. Punktions-Ultraschallsonden mit Führungskanal für eine Punktionsnadel), die steril oder mit einer sterilen Schutzhülle zur Anwendung kommen, als kritisch C einzustufen.

Praktisches Vorgehen der Aufbereitung bei kritisch C eingestuften Ultraschallsonden
- Sterile Schutzhülle entfernen und entsorgen
- Aufarbeitung der Sonden in maschinellen, chemothermischen Reinigungs- und Desinfektionsprozessen (RDG gemäß DIN EN ISO 15883-4) oder durch manuelle Reinigung und Desinfektion
- Desinfektion mit bakterizid, fungizid und viruzid wirksamen Desinfektionsmitteln (Robert Koch-Institut 2017a) (Angaben der Sonden- und Desinfektionsmittelhersteller beachten)
- Sterilisation der Ultraschallsonde mittels Niedertemperatur-Sterilisation oder Plasmasterilisation

7.3.3 Rückverfolgung des Aufbereitungsprozesses

Die Rückverfolgung des Aufbereitungsprozesses muss durch eine entsprechende Dokumentation sichergestellt sein.

Für Medizinprodukte der Risikokategorie kritisch C ist eine Rückverfolgbarkeit für das einzelne Instrument gefordert. Für die anderen Risikokategorien kann eine Rückverfolgbarkeit über eine bestimmte Set-Bezeichnung (Setcode) erfolgen (Fachausschuss Qualität der DGSV 2016).

7.4 CTG-Gerät

Die Aufbereitung der Geräteoberfläche, insbesondere patientennaher Flächen wie Sattel und Lenkergriffe, erfolgt mit dem in der Praxis verwendeten VAH-gelisteten Flächendesinfektionsmittel nach jeder Patientin sowie am Ende des Arbeitstages, sofern das Gerät nicht zum Einsatz gelangte.

Die empfindlichen Elektroden sind mit einem vom Hersteller empfohlenen Desinfektionsverfahren zu behandeln, in der Regel wird die desinfizierende Reinigung mit einem alkoholischen Präparat empfohlen (z. B. desinfektionsmittelgetränkte Einwegtücher, es kann auch das Hautdesinfektionsmittel genutzt werden, nicht jedoch das Händedesinfektionsmittel [Rückfetter!]).

7.5 Hysteroskop

- Das starre Hysteroskop wird zuerst gründlich manuell gereinigt (die Reinigung der Kanäle mit Bürsten/Schwämmen auf keinen Fall vergessen!).
- Erst danach darf es in eine Instrumentenwanne mit Siebeinsatz und Desinfektionslösung eingelegt werden, da ohne mechanische Reinigung die Entfernung

von Biofilmen und Verunreinigungen, in denen Erreger die Desinfektion überstehen können, nicht gewährleistet ist.
- Nach Beendigung der Einwirkungszeit wird das Hysteroskop aus der Wanne entnommen, gründlich mit Wasser abgespült und mit einem flusenfreien Tuch abgetrocknet.
- Es folgt die Sichtkontrolle und danach die Doppelt-Klarsicht-Sterilisierverpackung.
- Desinfektionslösungen werden täglich gewechselt (Wechsel der Lösung immer bei makroskopischer Verunreinigung).

7.6 Anpassungsringe/Pessare

Anpassungsringe sowie Pessare dürfen nur zum bestimmungsgemäßen Gebrauch bei Patientinnen eingesetzt werden.

Bei diesen Medizinprodukten ist ein patientenbezogener Einsatz sicherzustellen. Eine häusliche Reinigung durch die Patientinnen selbst ist ggf. gemäß Herstellerangaben möglich.

> **Eine Aufbereitung im Praxisbereich ist aus juristischen Gründen obsolet!**

Anpassungsringe sind laut Herstellerangaben ohnehin nur für den Einmalverbrauch bestimmt und sollten verpackt geliefert werden.

Umgang mit Sterilgut und Sterilisationsprozesse

© Springer-Verlag GmbH Deutschland, ein Teil von Springer Nature 2018
G. Neumann, N. T. Mutters, *Hygiene und Infektionsprävention in der Frauenarztpraxis*,
https://doi.org/10.1007/978-3-662-56367-0_8

8.1 Sterilisation

Der Vorgang der Sterilisation hat, im Gegensatz zur Desinfektion, das Ziel der Abtötung bzw. irreversiblen Inaktivierung aller an und in einem Objekt vorhandenen Mikroorganismen. Es soll 100%ige Keimfreiheit erreicht werden bzw. wird der Sterilitätssicherheitswert von $\leq 1{:}1.000.000$ angenommen, d. h., die Wahrscheinlichkeit für Unsterilität soll gleich oder kleiner als 1:1.000.000 sein (DIN EN 556).

Zur Sterilisation sind gemäß § 4 MPBetreib V hinsichtlich ihrer Eignung für die aufzubereitenden Güter geprüfte, wirksame und validierte Verfahren anzuwenden. Es muss ein für das jeweilige Medizinprodukt geeignetes Sterilisationsverfahren gewählt werden, außerdem sind die Verpackung und die Beladungskonfiguration wichtige Parameter für einen gesicherten Aufbereitungserfolg.

Es gibt verschiedene Verfahren zur Sterilisation, für die gynäkologische Praxis jedoch insbesondere relevant ist die sog. Dampfsterilisation, die heute als empfehlenswerte Methode für die Praxis angesehen wird. Im Folgenden soll dennoch ein kurzer Überblick über gängige Verfahren gegeben werden.

8.2 Sterilisationsverfahren

Die Sterilisation von Instrumenten gehört in vielen Arztpraxen zur täglichen Routine. Für die Instrumentensterilisation stehen verschiedene Sterilisatoren zur Verfügung (■ Abb. 8.1). Der Anwendung von thermischen Sterilisationsverfahren mit Sattdampf ist aufgrund ihrer zuverlässigeren Wirksamkeit der Vorzug zu geben.

8.2.1 Physikalische Sterilisation

Bei der physikalischen Sterilisation wird die keimabtötende Wirkung durch Hitze erreicht. Die Hitze führt zu irreversiblen Veränderungen der Eiweiße von Mikroorganismen. Je nach Sterilisationsgut gibt es verschiedene Verfahren, die angewendet werden könnten.

Unterschieden werden:
- Heißluftsterilisation,
- Dampfsterilisation,
- Strahlensterilisation (für die gynäkologische Praxis irrelevant).

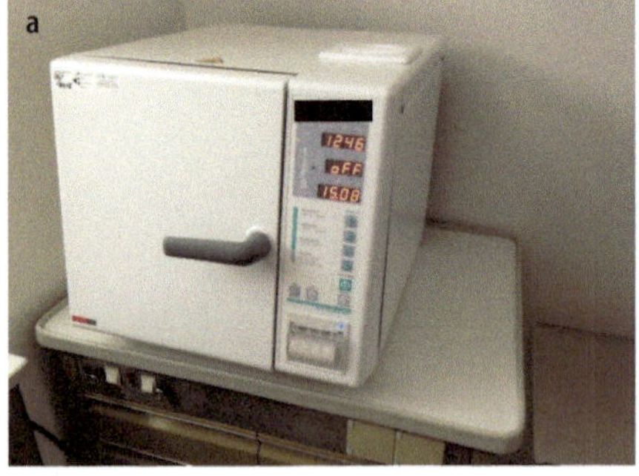
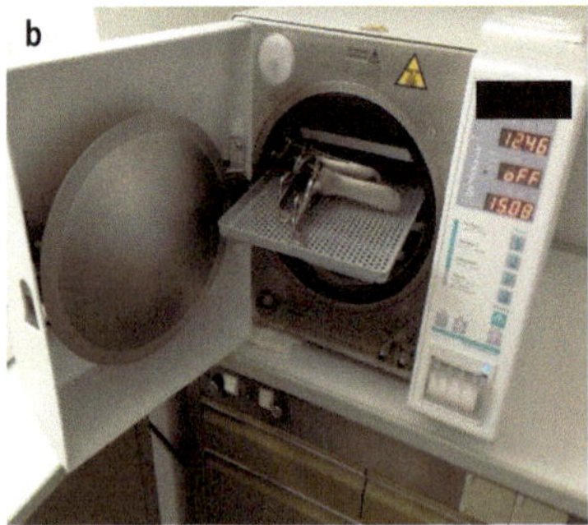

■ **Abb. 8.1**   Sterilisator für die Instrumentensterilisation in der Frauenarztpraxis, **a** geschlossen, **b** geöffnet

8.2.2 Heißluftsterilisation

Die Heißluftsterilisation erfolgt in einem Heißluftsterilisator. Die Wirkung wird durch heiße, trockene und bewegte Luft erzielt, die den zu sterilisierenden Gegenstand umströmt. Aufgrund der extrem hohen Temperaturen können hierbei nur hitzebeständige Gegenstände sterilisiert werden.

Das Verfahren der Heißluftsterilisation in der Arztpraxis entspricht aufgrund der nachfolgend aufgeführten Probleme nicht mehr dem neusten Stand der Sterilisationstechnik.

- **Probleme bei der Heißluftsterilisation**
- Hohe Sterilisiertemperatur, lange Einwirkzeiten lange Betriebszeiten,
- nicht einsetzbar für organische und textile Materialien,
- keine integrierte Kontrolle der kritischen Prozessparameter,
- Gefahr von Kaltluftnestern in der Kammer,
- hohes Potenzial für unerkannte Beladungs- und Prozessfehler,
- keine klare Regelung zu geeigneten Verpackungen,
- keine Dokumentation der prozessrelevanten Parameter möglich.

❯ **Der Kauf eines Heißluftsterilisators für die Frauenarztpraxis kann daher nicht empfohlen werden.**

8.2.3 Dampfsterilisation

Um Medizinprodukte dem Stand der Technik entsprechend aufzubereiten, ist dem umweltfreundlichen Verfahren der Dampfsterilisation der Vorzug zu geben.

❯ **Die Dampfsterilisation ist die zuverlässigste Methode der Sterilisation von Medizinprodukten und das am weitesten verbreitete Verfahren.**

Die Wirkung wird durch gesättigten und gespannten Wasserdampf erreicht, der eine

◼ **Tab. 8.1** Übliche Programmeinstellungen beim Einsatz eines Autoklaven

Temperatur	Überdruck	Einwirkzeit
121 °C	1 bar	Mindestens 20 min
134 °C	2 bar	Mindestens 5 min
134 °C	2 bar	18 min (CJK)

CJK Creutzfeldt-Jakob-Krankheit.

Temperatur von mindestens 121 °C hat. Im Autoklaven herrscht Überdruck und eine wasserdampfgesättigte Atmosphäre (◼ Tab. 8.1). Die Einwirkzeit ist abhängig vom Sterilgut und vom Druck und benötigt in der Regel 5–20 min. Das Sterilgut muss in ein dampfdurchlässiges Material verpackt werden. Hierfür eignet sich Spezialpapier oder ein Metallcontainer mit Löchern, der als Filter fungiert. Der Autoklav darf nur so weit gefüllt werden, dass der Dampf überall eindringen kann.

Die Betriebszeit eines Autoklaven setzt sich aus folgenden Faktoren zusammen:

- Anheiz- bzw. Entlüftungszeit (diese Zeit wird benötigt, um ein Vakuum herzustellen),
- Ausgleichzeit (Erreichen der nötigen Temperatur auch im Inneren des Sterilguts),
- Einwirkzeit (= Abtötungszeit + Sicherheitszuschlag),
- Kühlzeit (Abkühlen und Auslüften des Sterilguts).

Anwendungsgebiete sind z. B. die Sterilisation von Gummiartikeln, hitzebeständigen Kunststoffen, Textilien, Instrumenten, Verbandsstoffen etc.

Voraussetzungen für die Dampfsterilisation Die Produkte, die der Sterilisation zugeführt werden, müssen gründlich gereinigt werden, damit sich in den Anschmutzungen verborgene Keime (Biofilmbildung) nicht den Sterilisationsparametern entziehen können und die sichere Sterilisation gefährden.

Die Wirksamkeit der Sterilisation muss nach den jeweils gültigen Normen nachgewiesen werden. Bei sog. Kleinsterilisatoren, wie sie in der Frauenarztpraxis eingesetzt werden, werden oftmals noch biologische Indikatoren (»Sporenproben«) eingesetzt. Als Richtwert gilt eine zweimalige Überprüfung pro Jahr. Zusätzlich wird jedoch auch für Kleinsterilisatoren eine Prozessdokumentation erwartet. Das bedeutet, dass die prozessrelevanten Parameter (Druck- und Temperaturverlauf) für jeden Sterilisationszyklus gemessen und dokumentiert werden. Moderne Geräte erfassen diese Parameter standardmäßig. Um die Betriebssicherheit der Geräte und den Erfolg der Sterilisation sicherzustellen, sind regelmäßige technische Überprüfungen und je nach Gerät laufende Funktionstests vorgeschrieben.

8.2.4 Fremdvergabe

Unter betriebswirtschaftlichen Gesichtspunkten kann es für eine Praxis im Einzelfall günstiger sein, die Aufbereitung von Medizinprodukten extern durchführen zu lassen. Für ein Outsourcing bestehen verschiedene Möglichkeiten:

- Aufbereitung in einer zentralen Sterilgutversorgungsabteilung (ZSVA) eines Krankenhauses,
- Aufbereitung in Kooperation mit anderen niedergelassenen Ärzten,
- Fremdvergabe an eine auf die Aufbereitung von Medizinprodukten spezialisierte Firma.

Für jedes aufzubereitende Medizinprodukt muss in der Praxis festgelegt werden, ob, wie oft, wer und mit welchem Verfahren es aufzubereiten ist. Für die korrekte Risikoeinstufung, die Festlegung der Art und die Durchführung der Aufbereitung ist der Praxisinhaber verantwortlich. Die Erfahrung aus Begehungen durch die Gesundheitsämter lehrt, dass es sinnvoll sein kann, im Vorfeld einen externen Krankenhaushygieniker zur Beratung und Praxisbegehung heranzuziehen.

8.3 Grundsätze beim Umgang mit Sterilgut

❯ **Sterilgut wird immer erst kurz vor Gebrauch angereicht!**

Folienverpackungen haben Siegelnähte, die an einer Seite »aufgepeelt« werden können. Verpackungen dürfen nicht mit dem Sterilgut durchstoßen werden. Sie sind so zu öffnen, dass die unsterile Außenseite nicht berührt wird (»Peel-back-Verfahren«).

- Papierbögen werden so auseinandergefaltet, dass kein Staub aufgewirbelt wird.
- Bei Papiertüten ist darauf zu achten, dass das Sterilgut ohne Berührung an den unsterilen Kanten vorbeigeführt wird.
- Sterilgut in Containerverpackungen ist zusätzlich mit einer Sterilgut-Innenumhüllung aus Tuch oder Vlies versehen. Vor Entnahme des Sterilgutes legt man zuerst vorsichtig das Tuch bzw. Vlies über den unsterilen Containerrand, dann wird das Sterilgut entnommen.

Vor dem Öffnen von Sterilverpackungen erforderliche Prüfungen
- Ist die Verpackung unbeschädigt?
- Hat sich der Indikator richtig verfärbt?
- Ist das Sterilisationsdatum angegeben bzw. das Verfalldatum noch nicht überschritten?
- Ist die Verpackung trocken?

8.4 Sterilgutverpackung

Die Verpackung des Sterilgutes ist so zu wählen, dass die Wirksamkeit des Sterilisationsverfahrens gewährleistet und eine Rekontamination des Medizinprodukts bis zur Anwendung ausgeschossen ist. Sie sollte so klein wie möglich, aber so groß wie nötig sein, um das Material problemlos entnehmen zu können. Sie darf weder von außen noch von innen durchstoßen werden oder einreißen.

Die Sterilgutverpackung hat den geltenden DIN-Normen (DIN 58 952 und DIN 58 953) zu entsprechen. Im Regelfall besteht die Verpackung aus mechanischer Schutzverpackung, Sterilverpackung und ggf. einer Umverpackung.

> **Angaben auf der Verpackung, für für den Anwender erkennbar angebracht werden müssen**
> - Bezeichnung der Medizinprodukte
> - Chargennummer
> - Freigabeentscheidung
> - Sterilisierdatum
> - Verfalldatum/Sterilgutlagerfrist (ist die Lagerfrist überschritten, muss das Sterilgut neu verpackt und aufbereitet werden)
> - bei Aufbereitung durch Dritte: Name und Anschrift des Unternehmens

Folgende Arten der Verpackung stehen u. a. zur Verfügung:

- **Feste Sterilisierbehälter** (Container), meist aus Aluminium
- **Klarsichtverpackungen aus Papier-Folien-Kombinationen** werden z. B. für einzelne Instrumente oder kleine Sets benutzt.
- **Sterilisationspapier** (Vlies) eignet sich z. B. für Wäsche und Instrumentensiebe.
- **Tuchverpackungen** können als Innenverpackung bei zusätzlicher Verwendung von Sterilisationspapier oder Sterilbehältern

verwendet werden. Als alleinige Verpackung für Instrumente und Wäsche sind sie ungeeignet, da sie weder wasserabweisend sind noch eine ausreichende Keimdichtigkeit aufweisen.

- **Vliesverpackungen** zeichnen sich durch hohe Barriere-Eigenschaften gegenüber Keimen, große Materialdehnbarkeit und -stärke aus. Vorteilhaft ist auch der Barriereschutz gegen Wasser, was sich jedoch bei der Trocknungsphase im Autoklaven als nachteilhaft erweisen kann.
- **Container mit Filtern und Ventilen** (feste Sterilisierbehälter) werden z. B. zur Verpackung von Instrumentensieben und Wäsche benutzt. Textilfilter sind bei beginnender Verfärbung zu wechseln, Einmalpapierfilter nach jeder Charge. Die Behälter und Ventile sind vor jeder Sterilisation auf ihre Funktion zu überprüfen und zu reinigen.

8.5 Lagerung

Die Lagerung von Sterilgut erfolgt nach DIN 58 953 Teil 7. Dort werden Richtwerte für die Lagerdauer von Sterilgut zum Gebrauch unter normalen aseptischen Bedingungen angegeben. Die Angaben für die Lagerzeiten von Sterilgut sind aber nur als Richtwerte anzusehen. Die vertretbare Lagerdauer hängt sehr stark von den tatsächlichen Lagerbedingungen ab (◘ Tab. 8.2). Um diese Richtwerte verallgemeinern zu können, muss Sterilgut in ungezieferfreien Räumen staubarm und trocken gelagert werden. Beschädigte Verpackungen gelten als unsteril.

Grundsätzlich ist die Vorratshaltung unter Beachtung des »First-in-first-out-Prinzips« dem Bedarf anzupassen. Für die Lagerung geeignet sind Schränke und Schubladen. Der Lagerungsplatz muss gut belüftet sein, große Temperaturschwankungen müssen vermieden bzw. ausgeschlossen werden. Sterilgut darf nie im Kühlschrank gelagert werden, da sich dort Kondenswasser bildet, welches die

◻ Tab. 8.2   Lagerfristen von Sterilgut

Art der Verpackung	Lagerung ungeschützt (z. B. offen auf Arbeitsfläche, im Regal)	Lagerung geschützt (z. B. in Schrank oder Schublade)
Primärpackung (versiegeltes oder verschlossenes Verpackungssystem)	Dient der Bereitstellung zum alsbaldigen Gebrauch (Anwendung des Produkts innerhalb von maximal 48 h)	6 Monate, jedoch nicht länger als das Verfallsdatum
Lagerpackung	Die Verfallsfristen sind vom Hersteller festgelegt	

Verpackung befeuchtet. Der Vorrat des Sterilguts sollte knapp und realistisch bemessen sein, da so die Überschreitung der Sterilisationsgarantie verhindert wird.

> **Man bedenke auch immer die Überprüfung der Verpackung auf Unversehrtheit und Trockenheit sowie der Kennzeichnung direkt vor Gebrauch.**

8.6 Abfallentsorgung

Der Praxis-Unternehmer hat dafür zu sorgen, dass Abfälle so eingesammelt und befördert werden, dass Personen vor Schnitt- und Stichverletzungen sowie vor Kontakt mit Krankheitserregern geschützt sind (z. B. flüssige Abfälle nicht in Abfallsäcken sammeln). Es sind geeignete technische Hilfsmittel zur Verfügung zu stellen, z. B. fahrbare Müllsackständer. Abfall ist aus Behandlungs- und Untersuchungsräumen unmittelbar in ausreichend widerstandsfähigen, dichten und erforderlichenfalls feuchtigkeitsbeständigen Einwegbehältnissen zu sammeln. Diese sind vor dem Transport zu schließen.

Abfälle in der Frauenarztpraxis können zum größten Teil wie Haushaltsabfälle entsorgt werden. Eine gesonderte Entsorgung von Praxisabfällen ist dann erforderlich, wenn durch diese Abfälle meldepflichtige Infektionskrankheiten (z. B. Hepatitis, Tuberkulose) übertragen werden können.

Für Praxen mit ausgedehnter mikrobiologischer Diagnostik müssen besondere Regelungen eingehalten werden. So müssen beispielsweise mikrobiologische Nährböden im Dampfsterilisator desinfiziert werden, anschließend können sie gemeinsam mit dem Restmüll entsorgt werden.

> **Eine chemische Desinfektion infektiöser Abfälle ist nicht zulässig.**

In jedem Fall müssen bei der Entsorgung die Unfallverhütungsvorschriften befolgt werden. Danach sind Gegenstände, die Verletzungen verursachen können (Kanülen, Lanzetten, Skalpellklingen, Objektträger) in stich- und bruchfesten, dichten Behältern zu sammeln. Die größte Verletzungsgefahr geht vom Zurückstecken benutzter Kanülen in ihre Schutzhüllen (Recapping) aus, weshalb dieses in jedem Fall unterbleiben muss.

In der Frauenarztpraxis gelten Farb- und Spüllösungen, Objektträger mit Abstrichen, Abstrichinstrumente und Befundkopien als Sonderfälle für eine umweltgerechte und gesetzeskonforme Entsorgung (Podbielski et al. 2007). Objektträger, die durch die alkoholische Fixierung desinfiziert sind, können wie Laborglas über den Hausmüll entsorgt werden. Wenn größere Mengen Glasabfall anfallen, sollte ein Entsorgungsbetrieb beauftragt werden. Von der Einleitung in öffentliche Abwasseranlagen sind sämtliche Stoffe ausgeschlossen, die die Reinigungswirkung der Abwasserbehandlungsanlagen beeinträchtigen oder dort arbeitende Personen schädigen könnten. Bei Färbe- und Spüllösungen ist zwischen Abwasser und Abfall zu unterscheiden. Mit Färbelösungen belastete

Reinigungs- und Spülwässer können als Abwasser in die öffentliche Kanalisation eingeleitet werden. Es gibt auch keine Bedenken, Ethanol in die öffentliche Kanalisation einzuleiten, sofern die alkoholischen Lösungen mindestens 1:10 mit Wasser verdünnt sind; damit sollen explosible Alkohol-Luft-Gemische in der Kanalisation verhindert werden.

Farblösungen des zytologischen Labors wie Papanicolaou-Lösungen enthalten u. a. Schwermetalle (Quecksilber, Wolfram, Lithium) bzw. Eosin und sind daher als besonders überwachungspflichtige Abfälle einzustufen. Besonders überwachungspflichtige Abfälle dürfen nicht in die öffentliche Kanalisation eingeleitet werden und sind gesondert zu entsorgen. Die Entsorgung überwachungspflichtiger Abfälle führen zertifizierte Entsorgungsfachbetriebe durch. Bei der Entsorgung ist der Arzt verpflichtet, die Zulassung des Entsorgungsfachbetriebes bzw. seine Zertifizierung zu kontrollieren. Die Verantwortung der ordnungsgemäßen Entsorgung liegt beim Entsorgungsfachbetrieb. Dieser stellt Spezialbehälter für die Abfälle zur Verfügung. Um die ordnungsgemäße Entsorgung gegenüber der zuständigen Aufsichtsbehörde nachzuweisen, erhält das Labor eine Übergabebescheinigung mit allen erforderlichen Angaben.

Für die Entsorgung von Abfallmaterial in medizinischen Bereichen gelten gesonderte Regeln und Vorschriften. Dabei sind besonders zu beachten:

- Biostoffverordnung (Gültigkeit in medizinischen Labors und auch in Arztpraxen mit Labortätigkeit),
- Chemikaliengesetz,
- Gefahrstoffverordnung
- LAGA-Richtlinie über die ordnungsgemäße Entsorgung von Abfällen aus Einrichtungen des Gesundheitsdienstes (Länderarbeitsgemeinschaft Abfall),
- Kreislaufwirtschafts- und Abfallgesetz,
- Wasserhaushaltsgesetz,
- kommunale Abfallsatzungen,
- Verwaltungsvorschriften,
- Ministeriumserlasse und Datenschutzgesetz.

> **Der Arzt muss sich informieren, welche örtlichen Bedingungen und Vorschriften für die umweltgerechte Entsorgung des anfallenden Abfallmaterials in der Praxis gelten.**

Gynäkologisches Praxislabor

© Springer-Verlag GmbH Deutschland, ein Teil von Springer Nature 2018
G. Neumann, N. T. Mutters, *Hygiene und Infektionsprävention in der Frauenarztpraxis*,
https://doi.org/10.1007/978-3-662-56367-0_9

9.1 Good Laboratory Practice (GLP)

Während Tätigkeiten mit Krankheitserregern grundsätzlich einer Erlaubnis der zuständigen Behörde bedürfen, erlaubt das Infektionsschutzgesetz eine Reihe von Ausnahmen bei orientierenden Untersuchungen, wie mikroskopische Untersuchungen, die direkt aus dem Untersuchungsmaterial (z. B. zervikovaginale Abstriche) ohne vorherige Erregeranzucht durchgeführt werden.

Bei allen komplexeren Fragestellungen mit Erregeranzucht, Resistenzbestimmung etc. ist heute jedoch die Verlagerung zu einem externen Labor üblich und empfehlenswert (DGUV 2017).

Die Untersuchung von Patientenproben ist in einem mikrobiologischen Labor mit entsprechender moderner Diagnostik signifikant hochwertiger, zielführender und dementsprechend für den Patienten insgesamt besser. Auch unter dem Aspekt des Qualitätsmanagements, der Akkreditierung und der Investitionsmittel für moderne diagnostische Apparaturen ist eine ausgebreitete mikrobiologische Diagnostik im niedergelassenen frauenärztlichen Bereich kaum noch möglich oder empfehlenswert und, mit Ausnahme primär-orientierender Untersuchungen wie die mikroskopische Untersuchung von Abstrichen, auch kaum noch verbreitet.

> **Allgemein geltende Regeln für Laborarbeiten**
> - Bei allen Laborarbeiten ist Schutzkleidung zu tragen.
> - Das Tragen von Handschuhen ist erforderlich bei
>   - offener Blutentnahme,
>   - Kontakt mit Blut, Sekreten und Ausscheidungen,
>   - der Untersuchung von Stuhlbriefchen (Haemoccult-Test).
> - Nach Beendigung der Tätigkeit und vor dem Verlassen des Labors sind die Hände zu desinfizieren.
> - Die Aufbereitung von Geräteoberflächen sowie Oberfächenkontaminationen z. B. im Bereich des Labor- bzw. des Mikroskopiertisches (◘ Abb. 9.1) erfolgt mit den VAH-gelisteten Flächendesinfektionsmitteln.

9.2 Gewinnung von Proben zur mikrobiologischen Diagnostik

Aussagekraft und Qualität mikrobiologischer Untersuchungsergebnisse werden entscheidend durch die Art und den Zeitpunkt der Gewinnung sowie durch die Lagerung und den Transport des Untersuchungsmaterials beeinflusst (Präanalytik). Insgesamt sollte ein möglichst schneller Transport zum analysierenden Labor gewährleistet werden. Die Lagerung unterscheidet sich je nach Material und Erreger. Üblicherweise werden sachdienliche Hinweise jedoch vom Labor zur Verfügung gestellt und können eingefordert werden.

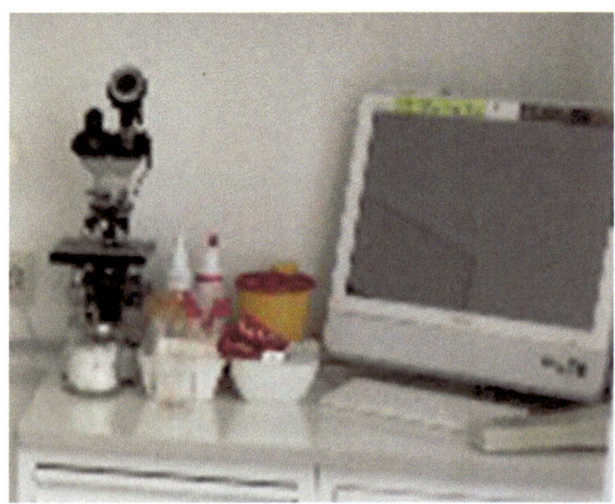

◘ **Abb. 9.1**   Mikroskopiertisch

> **Zu beachten ist in jedem Fall die geeignete Verpackung und Verwendung von geeigneten Probenbehältern.**

9.3 Entsorgung

- Auch im Labor gilt, dass benutzte Instrumente und Geräte vor einer manuellen Reinigung desinfiziert werden müssen, sofern die Gefahr von Verletzungen besteht.
- Arbeitstische und Geräte sind nach Gebrauch zu desinfizieren und zu reinigen.
- Chemikalien, die aus Gründen des Umweltschutzes gesondert zu entsorgen sind, müssen getrennt in festen Behältnissen oder Kanistern gesammelt und als Sonderabfall entsorgt werden.
- In der Frauenarztpraxis gelten Färbe- und Spüllösungen, Objektträger mit Abstrichen, Abstrichinstrumente und Befundkopien als Sonderabfälle für eine umweltgerechte und gesetzeskonforme Entsorgung (Podbielski et al. 2007).

Abfälle

> **Hinweis**
>
> Überwachungspflichtige Abfälle dürfen nicht in die öffentliche Kanalisation eingeleitet werden, sie sind gesondert zu entsorgen. Färbelösungen des Labors werden in einem separaten Kanister gesammelt und als Sondermüll entsorgt.

- Die Entsorgung überwachungspflichtiger Abfälle führen zertifizierte Entsorgungsfachbetriebe durch.
- Bei der Entsorgung ist der Arzt verpflichtet, die Zulassung des Entsorgungsfachbetriebes bzw. seine Zertifizierung zu kontrollieren.
- Die Verantwortung der ordnungsgemäßen Entsorgung liegt beim Entsorgungsfachbetrieb. Dieser stellt Spezialbehälter für die Abfälle zur Verfügung.
- Um die ordnungsgemäße Entsorgung gegenüber der zuständigen Aufsichtsbehörde nachzuweisen, erhält das Labor eine Übergabebescheinigung mit allen erforderlichen Angaben.

Objektträger mit Abstrichen Da die Objektträger mit den Abstrichen durch die alkoholische Fixierung desinfiziert sind, können sie wie Laborglas über den Hausmüll entsorgt werden. Wenn größere Mengen Glasabfall anfallen, sollte ein Entsorgungsbetrieb beauftragt werden.

Befundkopien Die schriftlichen Befundkopien müssen von einem Entsorgungsbetrieb vernichtet werden, der nach datenschutzrechtlichen Vorschriften zugelassen ist. Es ist nicht erlaubt, selbst geschredderte Unterlagen über den Hausmüll zu entsorgen.

> **Für die Entsorgung mikroskopischen Abfallmaterials gelten gesonderte Regeln und Vorschriften.**

Die Entsorgung von mikroskopischem Abfallmaterial richtet sich nach verschiedenen gesetzlichen Vorgaben und den sich daraus ableitenden Vorschriften. Dabei sind besonders zu beachten:
- Gesetzliche Vorgaben und Vorschriften zur sachgerechten Entsorgung,
- Biostoffverordnung (Gültigkeit in medizinischen Labors und auch in Arztpraxen mit Labortätigkeit),
- Chemikaliengesetz,
- Gefahrstoffverordnung,
- LAGA-Richtlinie über die ordnungsgemäße Entsorgung von Abfällen aus Einrichtungen des Gesundheitsdienstes (Länderarbeitsgemeinschaft Abfall),
- Kreislaufwirtschafts- und Abfallgesetz.

Der Arzt muss sich informieren, welche örtliche Bedingungen und Vorschriften für die umweltgerechte Entsorgung des anfallenden mikroskopischen Abfallmaterials in der Praxis gelten.

Persönliche Schutzmaßnahmen

© Springer-Verlag GmbH Deutschland, ein Teil von Springer Nature 2018
G. Neumann, N. T. Mutters, *Hygiene und Infektionsprävention in der Frauenarztpraxis*,
https://doi.org/10.1007/978-3-662-56367-0_10

Das medizinische Personal ist im Rahmen seiner Berufsausübung verschiedenen Infektionsrisiken ausgesetzt. Dabei sollte – unabhängig vom Krankheitsbild – jeder Patient als potenziell infektiös betrachtet werden.

10.1 Berufs-, Arbeits- und Schutzkleidung

Arbeitskleidung ist Kleidung, die anstelle oder in Ergänzung zur Privatkleidung bei der Arbeit getragen wird. Sie hat keine spezifische Schutzfunktion gegen schädigende Einflüsse. Zur Arbeitskleidung zählt auch Berufskleidung. Sie ist eine berufsspezifische Arbeitskleidung, die als Standes- oder Dienstkleidung, z. B. Uniform, getragen wird. Sie ist keine Kleidung mit spezifischer Schutzfunktion.

Schutzkleidung ist jede Kleidung, die dazu bestimmt ist, Versicherte vorschädigenden Einwirkungen bei der Arbeit oder deren Arbeits- oder Privatkleidung vor der Kontamination durch biologische Arbeitsstoffe zu schützen (BG-Regel »Benutzung von Schutzkleidung«; BGR 189). Schutzkleidung soll vor Verunreinigung und vor Kontamination mit infektiösem Material schützen. Bei operativen Maßnahmen muss Schutzkleidung zur Gewährleistung der Asepsis steril sein. Ist die Freisetzung erregerhaltiger Flüssigkeiten nicht auszuschließen, so muss Schutzkleidung auch flüssigkeitsdicht sein. Schutzkleidung ist nach Versorgung des einzelnen Patienten zu wechseln.

Grundsätzlich ist zwischen Berufs- und Schutzkleidung zu unterscheiden.

Sogenannte **Bereichskleidung** wird nur im Krankenhaus, u. U. in Einrichtungen für ambulantes Operieren, benötigt.

Berufs- und Schutzkleidung sollen desinfizierend gewaschen werden; die Desinfektion erfolgt entweder thermisch (Kochwäscheprogramm) oder chemisch-thermisch (z. B. bei 60 °C mit Zusatz eines desinfizierenden Waschmittels).

Kopfhaube, Gesichtsmaske oder Schutzbrille sind nur bei operativen Eingriffen oder zum Selbstschutz erforderlich. Die Praxis muss erforderliche Einwegschutzkleidung und sonstige persönliche Einwegschutzausrüstungen (z. B. Mund-Nasen-Schutz und Einmaluntersuchungshandschuhe sowie Einwegkittel) in ausreichender Stückzahl zur Verfügung stellen.

10.2 Schutzhandschuhe

Dünnwandige Schutzhandschuhe (Einmaluntersuchungshandschuhe) sind zu stellen für Tätigkeiten, bei denen die Hände mit Körperausscheidungen/-flüssigkeiten in Berührung kommen können. Feste flüssigkeitsdichte Handschuhe sind beim Umgang mit Flächen- und Instrumentendesinfektionsmitteln zu verwenden.

Das Tragen von Schutzhandschuhen ist erforderlich bei

- invasiven Maßnahmen (Injektionen, Punktionen, Legen eines Venenkatheters, Zystoskopie, Hysteroskopie),
- vorhersehbarem oder wahrscheinlichem Erregerkontakt,
- möglicher massiver Verunreinigung mit Ex- und Sekreten, Körperausscheidungen.

10.2.1 Sterile Schutzhandschuhe

- Bei Eingriffen und Punktionen,
- bei Verbandwechsel.

> **Es ist zu beachten, dass nach dem Ablegen der Schutzhandschuhe eine Händedesinfektion anzuschließen ist.**

Es werden nur puderfreie und allergenarme Latexhandschuhe eingesetzt.

> **Bei allen Tätigkeiten mit erhöhter Infektionsgefahr sind stets Einmalhandschuhe zu tragen! Cave: Die Einmalhandschuhe dienen dem Selbstschutz; eine Übertragung von Erregern ist selbstverständlich auch mit Handschuhen möglich.**

Beispielhafte Tätigkeiten, bei denen Schutzhandschuhe zu tragen sind
- Vaginale Untersuchung
- Blutentnahmen
- Entsorgung von Sekreten, Exkreten
- Entfernen von Drainagen, Verbänden u. a. durch Sekrete, Exkrete oder Stuhl kontaminierter Materialien

Beim Gebrauch von Einmalhandschuhen ist darauf zu achten, dass sie nach jedem Patientenkontakt bzw. nach Kontamination bei unreinen Tätigkeiten gewechselt werden. Handschuhe sind direkt nach Abschluss der Maßnahme zu entsorgen. Dieselben Handschuhe bei der Versorgung mehrerer Patienten zu verwenden, ist unzulässig. Zuweilen suggerieren Handschuhe dem Träger eine eigene Sicherheit, sodass unbewusst vermehrt Kontaktflächen mit den u. U. bereits kontaminierten Handschuhen berührt werden. Hierbei kann es zu einer starken Umgebungskontamination mit entsprechendem Infektionsrisiko kommen.

> Ein reflektierter und sauber organisierter Arbeitsablauf sollte beim Tragen von Handschuhen immer eingehalten werden.

Das Tragen von flüssigkeitsundurchlässigen und allergenarmen Einmalhandschuhen ist u. a. bei folgenden Gelegenheiten notwendig:
- Tätigkeiten, die bestimmungsgemäß zu einer Verletzung der Haut führen,
- alle Tätigkeiten, bei denen mit einem Blutkontakt zu rechnen ist,
- Kontakt mit Chemikalien (z. B. Färbemittel, Flächen- oder Instrumentendesinfektionsmittel)
- Verletzungen oder Hauterkrankungen an den Händen des Personals.

10.2.2 Schutzhandschuhe bei Reinigungs- und Desinfektionsarbeiten

Bei Reinigungs- und Desinfektionsarbeiten sind langstulpige Haushaltshandschuhe zu tragen, deren Stulpe am Ende umgeschlagen wird. So können Desinfektions- und Reinigungslösungen nicht von den Händen über die Unterarme laufen, sondern werden wie in einer Regenrinne aufgefangen. Nach Ablegen der Handschuhe ist eine hygienische Händedesinfektion durchzuführen. Die Haushaltshandschuhe sind zwischen den einzelnen zu reinigenden Räumen zu wechseln.

10.3 Hautschutz am Arbeitsplatz (AWMF 2014a, Infektionsprophylaxe)

Am Arbeitsplatz können bei Gefährdung der Haut Maßnahmen zum Hautschutz erforderlich werden. Der persönliche Hautschutz im Betrieb setzt sich aus drei Komponenten zusammen, die eng miteinander verbundenen sind:
- Hautschutz (Schutzcremes, Anwendung vor und während der Arbeit),
- Hautreinigung (Anwendung von Reinigungsmitteln, je nach Verschmutzungsgrad),
- Hautpflege (Pflegecremes, Anwendung nach der Arbeit bzw. Reinigung der Haut).

Bei Gefährdung der Haut durch Arbeiten im feuchten Milieu einschließlich Handschuhtragen von mehr als 2 h muss der Arbeitgeber die persönliche Schutzausrüstung bereitstellen, eine Betriebsanweisung sowie einen Hautschutzplan erstellen, die Möglichkeit der Reduzierung der Exposition überprüfen und die arbeitsmedizinische Vorsorge und Überwachung gewährleisten.

Hygieneplan und Hygienemanagement in der Frauenarztpraxis

© Springer-Verlag GmbH Deutschland, ein Teil von Springer Nature 2018
G. Neumann, N. T. Mutters, *Hygiene und Infektionsprävention in der Frauenarztpraxis*,
https://doi.org/10.1007/978-3-662-56367-0_11

11.1 Umsetzen des hygienischen Regelwerks

Die Hygiene in Arztpraxen ist in vielen Gesetzen, Vorschriften, Richtlinien und Empfehlungen dokumentiert. Aufgrund der Vielzahl dieser Dokumente ist die praxisrelevante Umsetzung des hygienischen Regelwerks oft nicht auf den ersten Blick vollkommen verständlich. Hygiene in der Frauenarztpraxis ist eine gesetzliche Auflage, die in strengen Kontrollen regelmäßig zum Schutz der Patientinnen und Mitarbeiter überprüft wird (Popp 2010; Pulz 2016). Die Gesundheitsämter können Arztpraxen infektionshygienisch überwachen. Die rechtliche Grundlage für die Überwachung findet sich im Infektionsschutzgesetz.

Das Einhalten der Hygienevorschriften ist auch Teil des Qualitätsmanagements einer Praxis. Jede Praxis ist verpflichtet, einen eigenen Hygieneplan zu erstellen. Im Hygieneplan der Frauenarztpraxis wird vom Praxisinhaber unter Berücksichtigung seiner fachspezifischen Aufgaben festgelegt, welche Maßnahmen und Verfahren zur Reinigung, Desinfektion, Sterilisation sowie zur Ver- und Entsorgung gelten. Die formale Gestaltung ist offen. Es sind tabellarische, stichpunktartige, aber auch ausformulierte Gestaltungen möglich. Festgelegt werden muss dabei nicht nur, wie, wann und wo die einzelnen Maßnahmen zu erfolgen haben, es muss auch die Durchführung und Überwachung unmissverständlich personell angebunden werden. Neu eintretende Mitarbeiter müssen ebenso eingewiesen werden, wie schriftlich dokumentierte Nachschulungen notwendig sind.

In dem individuell für die jeweilige Frauenarztpraxis zu erstellendem Hygieneplan finden die in der Infektionsprävention allgemein gültigen Hygieneregeln in konkretisierter Form Anwendung. Der Plan sollte u. a. Regelungen zur Händehygiene, Haut- und Schleimhautantiseptik, Flächenreinigung und -desinfektion, zur Reinigung und Desinfektion von medizinischen Geräten, zum Umgang mit Medikamenten, persönlichen Schutzmaßnahmen, zur Aufbereitung von Medizinprodukten und zur Abfallentsorgung enthalten.

> **Die Gesamtverantwortung für das Hygienemanagement liegt ausschließlich beim Praxisinhaber. Er kann bestimmte Tätigkeiten in diesem Zusammenhang an Mitarbeiter und externe Dienstleister delegieren. Dieses entbindet ihn jedoch nicht von seiner Endverantwortung.**

Diese Endverantwortung beinhaltet neben der regelmäßigen und aktiven Überprüfung, ob die Mitarbeiter hygienerelevante Tätigkeiten korrekt durchführen, auch das Einfordern regelmäßiger Rückmeldungen seines Praxisteams. Jeder, der in einer Praxis eigenverantwortlich medizinische Tätigkeiten durchführt, trägt hierfür die sog. Durchführungsverantwortung, d. h. die Verantwortung für die erforderliche Qualität seiner Arbeit.

Der Praxisinhaber ist verpflichtet, die von ihm erbrachten Leistungen zu sichern und einen an die Praxisgegebenheiten angepassten Hygieneplan zu erstellen. Aufbau und Gestaltung des Hygieneplans orientieren sich an verschiedenen Anwendungsbereichen in der Praxis und müssen für jede einzelne Praxis individuell gestaltet werden. Eine Beratung durch einen Krankenhaushygieniker ist als sinnvoll zu erachten.

11.2 Checkliste zur Erstellung eines Hygieneplans und des Hygienemanagements für die Arztpraxis

Die folgende Auflistung von im Hygieneplan zu bedenkenden und abzubildenden Punkten und Fragestellungen wurde modifiziert nach Popp et al. (2003) und Heudorf et al. (2007a–c). Die aufgeführten Fragen können auch zur Vorbereitung im Rahmen von Begehungen genutzt werden und sollten vom Praxisinhaber zu beantworten sein.

- **Baulich-funktionelle Anforderungen an die Praxis**

Handwaschbecken
- Kaltes und warmes Wasser vorhanden? Möglichst Einhebelmischbatterien
- Falls Perlatoren: regelmäßig reinigen bzw. austauschen (Kalkablagerungen und Biofilmbildung beachten!); wer reinigt/tauscht aus etc.
- Wandständige Spender für Händedesinfektionsmittel
- Flüssigseife
- Papierhandtücher
- Pflegemittel (Tuben, Spender; keine Dosen!); für alle genannten müssen verwendete Produkte festgelegt werden

Inventar
- Ist dieses glatt und feucht abwischbar?
- Schränke, keine offenen Regale zur Lagerung; Lagerungsbedingungen und Verantwortlichkeiten festlegen

Liegen
- Einmal(papier)abdeckung vorhanden?
- Vermerken, dass diese nach jedem Patienten verworfen wird
- Desinfektionsfrequenz und Auslöser (Verschmutzung) der Liege sowie entsprechende Flächendesinfektionsmittel festlegen

Fußböden
- Sind diese (und möglichst auch die Wände) feucht abwischbar und fugendicht?
- Reinigungsplan erstellen

Lagerräume
- Ist ein Lagerraum vorhanden?
- Wünschenswert sind ein »reiner« (z. B. für Sterilgüter, saubere Wäsche) und ein »unreiner« Lagerraum (z. B. für Schmutzwäsche, Abfall, Aufbereitung)
- Falls nur ein Raum vorhanden ist, sollte in diesem eine räumliche Trennung zwischen reinen und unreinen Gütern erfolgen
- Verantwortlichkeiten festlegen; was wird wo gelagert und wie?

Sanitärräume
- Ist in jedem Sanitärraum ein Handwaschbecken (s. oben) vorhanden?
- Gibt es getrennte Sanitärräume für Personal und Patienten?

Flächenreinigung
- Tägliche Reinigung des Fußbodens; womit?
- Tägliche Desinfektion von
  - patientennahen Flächen/Gegenständen, z. B. Liegen, Auflageflächen, Arbeitsflächen; ggf. häufigere Desinfektion, z. B. nach infektiösem Patienten oder nach Kontamination
  - Arbeitsflächen mit Blut
- Immer Scheuer-Wisch-Desinfektion bzw. -Reinigung

Desinfektionsmittel
- Nur VAH-gelistete Hände-, Haut-, Flächen-, Instrumenten-, Desinfektionsmittel einsetzen

- **Aufbereitung von Medizinprodukten (z. B. Instrumente)**
- Aufbereitung schriftlich festlegen

Zu beachtende Einzelschritte
- Sachgerechte Vorbereitung
- Reinigung/Desinfektion, Spülung, Trocknung
- Prüfung auf Sauberkeit, Unversehrtheit
- Pflege, Instandsetzung
- Funktionsprüfung
- ggf. Kennzeichnung
- ggf. Verpackung, Sterilisation
- Dokumentierte Freigabe
- Personal einweisen und regelmäßig belehren (Dokumentation der Belehrung)

Instrumentenaufbereitung
- Maschinelle Instrumentenaufbereitung
  - Möglichst maschinelle (thermische oder chemothermische) Desinfektion einsetzen (Reinigungs-Desinfektions-Automat)

- Reinigungs-Desinfektions-Automaten regelmäßig warten lassen
- Funktion der Reinigungs-Desinfektions-Automaten regelmäßig überprüfen, z. B. mit

Biodindikatoren

Thermologgern

- Manuelle Instrumentenaufbereitung
  - Nur die »zweitbeste« Lösung (nach maschineller Aufbereitung; ▶ Kap. 7)
- Aufbereitungsregeln für
  - Proktoskope?
  - Ultraschallköpfe?
  - Stethoskope, Blutdruckmanschetten?
- Wird bei Neuanschaffung von Geräten die Aufbereitung berücksichtigt? Macht der Hersteller umsetzbare Vorgaben mit auch in Deutschland erhältlichen und einsetzbaren Produkten?

Sterilisation

- Ist der Sterilisator geeignet? (▶ Kap. 7 und ▶ Kap. 8)
- Werden die Sterilisationsvorgänge dokumentiert?
- Tagebuch mit Dokumentation jeder Sterilisation?
- Chargenkontrolle? (Chemischen Indikator mitführen)
- Periodische Prüfung mit Bioindikatoren: halbjährlich und/oder alle 400 Chargen? Frequenz festlegen
- Wird der Sterilisator regelmäßig gewartet? Wer wartet?
- Verfügt mindestens eine Person über die erforderliche Sachkenntnis für die Instandhaltung von Medizinprodukten (im Sinne von § 4 Abs. 3 Nr. 1 MPBetreibV) – z. B durch eine geeignete Fortbildung (z. B. Fachkunde-1-Kurs nach DGSV oder vergleichbare andere Angebote)?

> **Hinweis**
>
> Heute gibt es in Arztpraxen häufig noch Dampfsterilisatoren ohne Vakuumphase, die nur für feste Instrumente/Güter geeignet sind. Diese Sterilisatoren sind nicht validierbar und auf längere Sicht nicht mehr einsetzbar.

- **Hautdesinfektion**
- Sind die eingesetzten Hautdesinfektionsmittel VAH-gelistet?
- Werden nur Originalgebinde verwendet?
- Gibt es schriftliche Regelungen zur Durchführung der Hautdesinfektion?

- **Personalhygiene**
- Steht dem Personal Schutzkleidung zur Verfügung? (z. B. Einmalschürzen bzw. wischdesinfizierbare Plastikschürzen)
- Wird das Personal regelmäßig über die Arbeitsabläufe, die hygienischen Maßnahmen und den Gesundheitsschutz unterwiesen (z. B. im Rahmen von Teambesprechungen)?
- Sind diese Unterweisungen dokumentiert (Datum, Teilnehmer, Thema, Durchführender)?
- Hat das Personal einen kompletten Impfschutz?

- **Hygieneplan (allgemein)**
- Liegt ein schriftlicher Hygieneplan vor? Individuelle Gestaltung für die Frauenarztpraxis. Es sind tabellarische, stichpunktartige, aber auch ausformulierte Gestaltungen möglich
- Sind in diesem Plan auch Zuständigkeiten und Verantwortlichkeiten festgelegt?
- Sind Aussagen zu Reinigung, Desinfektion, Sterilisation, Dokumentation und ggf. Kontrollen enthalten?

- Es bietet sich an, in den Hygieneplan auch Regelungen zum Personalschutz – z. B. Verhalten bei Stichverletzungen – aufzunehmen
- Gibt es im Hygieneplan oder in anderen Regelungen Festlegungen zu allen hygienerelevanten Themen (Wiederaufbereitung von Medizinprodukten/Sterilisation, Lagerung; Umgang mit Medikamenten, Abfallentsorgung, Wäscheaufbereitung etc.)?

> **Hygieneplan**
> - Der Hygieneplan ist Strategie und Maßnahmenplan für die Hygiene in der Frauenarztpraxis.
> - Jede Praxis ist verpflichtet, einen eigenen Hygieneplan zu erstellen. Keine Übernahme von Musterplänen.
> - Der Hygieneplan enthält alle Hygienestandards zur Verhütung und Vermeidung von Infektionen.
> - Er beinhaltet Regelungen zu allen hygienerelevanten Aspekten, die in der Frauenarztpraxis vorkommen.

11.3 Beispiel zur Gliederung eines Hygieneplans für die Frauenarztpraxis

- **Personalhygiene**

Händehygiene
- Händewaschen
- Hygienische Händedesinfektion
- Chirurgische Händedesinfektion
- Handpflege
- Tragen von Schutzhandschuhen

Personalschutz
- Personalkleidung
  - Arbeitskleidung
  - Bereichskleidung
  - Schutzkleidung

- Infektionsschutz, Sofortmaßnahmen bei Verletzungen mit kontaminierten bzw. infektiösen Materialien

- **Umgebungshygiene**
- Flächenreinigung und Flächendesinfektion
  - Reinigungs- und Desinfektionsmaßnahmen an Arbeitsflächen, Geräten und sonstigen Gebrauchsgegenständen, Mobiliar, Räumen, Böden
  - Umgang mit Reinigungs- und Desinfektionsmitteln
- Aufbereitung von Textilien
- Umgang mit Abfällen

- **Hygienemaßnahmen bei Behandlung der Patienten**
- Haut- und Schleimhautantiseptik
- Besonderheiten bei praxisspezifischen medizinischen Maßnahmen (z. B. Wundversorgung, invasive Maßnahmen)
- Besonderheiten bei Behandlung infektiöser Patienten

- **Umgang mit Medikamenten und Impfstoffen**
- Lagerung von Medikamenten und Impfstoffen
- Beachtung von Lagerungszeiten bei aufgezogenen Medikamenten und Impfstoffen

Aufbereitung von Medizinprodukten
- Risikobewertung und Einstufung der Medizinprodukte
- Beschreibung/Anweisungen zum praxisspezifischen Verfahren
- Lagerung von Sterilgut
- Mikrobiologische und physikalische Untersuchungen

- **Meldung von Krankheiten**
- Erfassung nosokomialer Infektionen und Aufzeichnung des Antibiotikaverbrauchs nach § 23 Abs 4 IfSG (nur ambulant operierende Einrichtungen)

— Anlagen:
  - Formulare (z. B. Meldeformular zur Meldung von Krankheiten, elektronisches Meldesystem; Robert Koch-Institut 2017b)
  - Musterdokumente (z. B. Sterilisationskontrollblatt, Erfassungsbogen für nosokomiale Infektionen)

11.4 Inhalte eines Hygieneplans

Als Bestandteil des Hygieneplanes ist gemäß berufsgenossenschaftlicher Vorschriften (TRBA 250) auch ein Reinigungs- und Desinfektionsplan zu erarbeiten.

Im Reinigungs- und Desinfektionsplan sind die tatsächlich verwendeten Reinigungs- und Desinfektionsmittel mit Angabe der Konzentration und Einwirkzeit unter Benennung des jeweils Durchführenden/Verantwortlichen aufzuführen. Dieser Plan ist in der Einrichtung dort auszuhängen, wo Desinfektionsmittel angesetzt werden bzw. zum Einsatz gelangen.

Einige Inhalte zum Hygieneplan zeigt ◘ Tab. 11.1. Es handelt sich dabei nicht um eine Schablone und um keinen Musterbogen. Der Plan muss **praxisbezogen individuell erstellt** werden!

☐ Tab. 11.1 Hygieneplan – ausgewählte Inhalte

Was	Wann	Womit (Konzentration/Einwirkzeit)	Wie	Wer
Hygienische Händedesinfektion	z. B. vor jedem Patienten, nach Ablegen der Einweghandschuhe	Hautdesinfektionsmittel 3–5 ml – 30 s	Spender drücken, Hände inkl. Nagelfalze + Fingerzwischenräume satt benetzen und verreiben, feucht halten bis Ende der Einwirkzeit	Arzt und Arzthelferin
Chirurgische Händedesinfektion	Vor Eingriffen/OPs	Flüssigseife/Hautdesinfektionsmittel Waschen 1 min Desinfektion 1,5–3 min	1. Waschen der Hände, Unterarme + Ellenbogen mit Flüssigseife aus Spender 2. Desinfizieren der gut abgetrockneten Haut, feucht halten bis Ende der Einwirkzeit	
Händepflege	Bei Bedarf (z. B. vor der Pause, nach Händewaschen, bei Arbeitsende)	Creme aus Tube/Spender	Eincremen	
Händewaschen	Bei Bedarf (z. B. Verunreinigung der Hände)	Flüssigseife	Entnahme aus Wand- oder Pumpspender	
Hautdesinfektion	Vor invasiven Maßnahmen wie z. B. Injektionen, Blutentnahme	Hautdesinfektionsmittel 15 s	Hautpartie einsprühen, einwirken lassen oder mit Tupfer satt auftragen und verreiben	Arzt
	Vor Eingriffen/OPs Punktion steriler Körperhöhlen	Hautdesinfektionsmittel talgdrüsenarme Haut mindestens 1 min, talgdrüsenreiche Haut ca. 10 min	Auftragen des Desinfektionsmittels mit sterilem Tupfer/steriler Kornzange von innen nach außen, Wiederholung mit sterilen Tupfern	

(Fortsetzung)

◘ Tab. 11.1   (Fortsetzung)

Was	Wann	Womit (Konzentration/ Einwirkzeit)	Wie	Wer
Instrumentendesinfektion	Nach Benutzung	Instrumentendesinfektions-mittel Einwirkzeit 1 h (auf 1 l Wasser 40 ml Lösung)	Das vorgereinigte Hysteroskop wird in der Wanne[a] mit Siebeinsatz und Desinfektionslösung eingelegt. Nach Ende der Einwirkzeit wird der Hysteroskop aus der Instrumentenwanne entnommen, gründlich abgespült mit vollentsalztem Wasser und mit einem flusenfreien Tuch abgetrocknet und zuletzt auf Sauberkeit und Beschädigungen mit Lupe geprüft. Instrumente mit mangelhafter Funktion oder Oberflächenschäden wie z. B. Rost oder abblätternder Chromschicht werden aussortiert und zur Reparatur/Entsorgung gegeben. Danach erfolgt die doppelt Klarsicht-Sterilisierverpackung	Arzthelferin
Flächendesinfektion: Oberflächen, z. B. Arbeitsplatz, Liege[c], Geräte, Fußboden OP/Labor	Nach jedem Patienten und am Ende des Arbeitstages	Flächendesinfektionstücher	Scheuer-Wisch-Desinfektion[b], Einwegtücher	Arzthelferin
Fußboden, Wände, Inventar	Bei sichtbarer Kontamination		Kontamination mit desinfektionsmittelgetränktem Tuch entfernen, anschließend Scheuer-Wisch-Desinfektion	
Fußböden WC	Am Ende des Arbeitstages	Haushaltsreiniger	Feuchtreinigung	Reinigungs-kraft
Medizinischer Abfall (z. B. Tupfer, Verbände)	Nach Gebrauch bzw. am Ende des Arbeitstages	Abfalleimer mit Müllbeutel	Mit verschlossenem Behälter in Hausmüll	Arzt und Arzthelferin
Spitze, scharfe und zerbrechliche Gegenstände wie z. B. Kanülen, Skalpelle	Nach Gebrauch bzw. am Ende des Arbeitstages	Bruch- und durchstichsicherer Behälter	Mit verschlossenem Behälter in Hausmüll	Arzt und Arzthelferin

[a] Bei verlängerter Standzeit diese auf Wanne vermerken. [b] Fläche mit in gebrauchsfertiger Lösung getränktem Tuch abwischen; Desinfektionslösung täglich frisch unter Verwendung einer Dosierhilfe ansetzen (Wassertemperatur = Zimmertemperatur). [c] Bei Verwendung von Papierauflagen Scheuer-Wisch-Desinfektion nur am Ende des Arbeitstages erforderlich, nach jedem Patienten neue Papierauflage verwenden

Hygienebegehung von Arztpraxen

© Springer-Verlag GmbH Deutschland, ein Teil von Springer Nature 2018
G. Neumann, N. T. Mutters, *Hygiene und Infektionsprävention in der Frauenarztpraxis*,
https://doi.org/10.1007/978-3-662-56367-0_12

12.1 Überwachung durch die Gesundheitsämter

Eine Überwachung durch die Gesundheitsämter erfolgt anlassbezogen oder routinemäßig. Die gesetzlichen Regelungen lassen eine unangekündigte Überprüfung der Arztpraxen zu, in der Regel ist aber eine Ankündigung üblich.

Bei den sog. Schwerpunktüberprüfungen wird ein Selbstauskunftsbogen der Arztpraxis angefordert. Dieser beinhaltet, die Risikobewertung der Medizinprodukte, den gültigen Hygieneplan, den Reinigungs- und Desinfektionsplan sowie die Aufzeichnungen für die Wundinfektionen/nosokomialen Infektionen zur Verfügung zu stellen. Anlassbezogene Begehungen liegen meist Anzeigen von Mängeln durch Patienten oder Angehörige zugrunde.

Am Begehungstag selbst werden die Strukturqualität, die Prozessqualität und die Ergebnisqualität umfangreich abgefragt und überprüft. Je nach Praxisprofil dauert eine Begehung 3–4 Stunden.

Am Ende der Begehung wird ein Abschlussgespräch geführt. Bei der Begehung entdeckte Mängel können zu erheblichen Konsequenzen führen. Sollten sogar patientengefährdende Zustände herrschen, können Teilbetriebsuntersagungen oder – im Extremfall – Betriebsuntersagungen ausgesprochen werden.

> **Unterlagen, die bei einer angekündigten Praxisbegehung durch das Gesundheitsamt vorbereitet und bereitgestellt werden sollten (GBE Praxisbericht 2008)**
> - Qualifikation von Praxisinhaber und Mitarbeitern (insbesondere für die Freigabe des Sterilgutes)
> - Fachliche Ausrichtung, Tätigkeitsspektrum
> - Organisation des Praxisbetriebes
> - Hygienemanagement (Fortbildungen, externe Berater, Besprechungen)

> - Reinigungs-, Desinfektions- und Sterilisationsverfahren und zugehörige Prüfunterlagen
> - Aufzeichnungen zu den Freigaben der aufbereiteten Instrumente
> - Liste der Desinfektionsmittel (VAH-Liste)
> - Sicherheitsdatenblätter und Betriebsanweisungen zu Gefahrstoffen
> - Betriebsanweisungen zu biologischen Arbeitsstoffen
> - Nosokomiale Infektionsstatistik (ambulantes Operieren)
> - Wäscheversorgung, Reinigung, Entsorgung
> - Bestandsverzeichnis der aktiven Medizinprodukte und zugehörige Dokumente einschließlich Einweisungsnachweise und Wartungspläne
> - Qualitätsmanagementdokumente zur Aufbereitung von Medizinprodukten einschließlich der Regelung der Verantwortlichkeiten

Insgesamt sollten diese Begehungen von Personal mit krankenhaushygienischem Fachwissen durchgeführt werden. Leider ist dies aufgrund des Fachkräftemangels oft nicht der Fall, wodurch es bei Begehungen immer wieder zu Konflikten kommen kann, da Mängel im Hintergrundwissen es erschweren können, dass Prozessabläufe korrekt beurteilt werden. Es kann daher unter Umständen sinnvoll sein, sich bereits im Vorfeld durch einen externen Krankenhaushygieniker beraten zu lassen.

> **Die Beratung und Begehung durch einen Facharzt für Hygiene und Umweltmedizin ist hier zu bevorzugen.**

Zwar setzt dies ggf. eine geringe Investition seitens der Praxis voraus, jedoch ist der *return on investment* ungleich höher:
- Einerseits werden die Organisation der Praxis und interne Arbeitsprozesse nach hygienischen Aspekten adäquat beurteilt,

welches für zukünftige Begehungen wappnet.
- Andererseits wird durch die Stärkung infektionspräventiver Aspekte die Patientensicherheit erhöht.
- Zu guter Letzt kann eine ausgewiesene externe fachärztliche Beratung auch als Aushängeschild für eine Praxis dienen, was auch attraktiv auf potenzielle Patienten wirken kann.

Bundesweit einheitliche Prüfkriterien für die Begehung einer Praxis existieren bislang nicht.

12.2 Häufig geprüfte Bereiche bei der Praxisbegehung

Die nachfolgenden Ausführungen sind modifiziert nach Jäger u. Heudorf (2013).

12.2.1 Überprüfung der Räumlichkeiten hinsichtlich der hygienischen Ausstattung

Allgemeiner Praxisbereich
- Patientenanmeldung, Wartezimmer, Garderobe
- Personalumkleidebereich, Personalaufenthaltsraum, Arztzimmer
- Untersuchungs-, Behandlungs- und Verbandszimmer (Liegen, Auflagen, Waschbecken, Einmalhandtücher, Spender für Händedesinfektionsmittel und Flüssigseife)
- Arzneimittelschränke (Stichprobe der Verfallsdaten)
- Arzneimittelkühlschrank mit Thermometer (Dokumentation des Temperaturverlaufs)
- Wäscheversorgung (Aufbereitung, Bereitstellung, Lagerung)
- Materiallager
- Putz- und Entsorgungsraum (Dosierhilfen für Desinfektionsmittel, keine unbeschrifteten Desinfektionsmittelbehälter)
- Reinigungskonzept und Abfallentsorgung (Hygiene- und Desinfektionsplan)
- Toiletten (Personal/Patienten)

Eingriffsbereich
- Personalumkleidebereich, Wäschelagerung, Waschbecken
- Desinfektionsmittelspender, Ausguss
- Patientenvorbereitung (Umkleide, Materialeinschleusung)
- Vorraum, Eingriffsraum (Größe, Decken-, Wand-, Bodenbeschaffenheit, Lüftung, Beleuchtung, Heizung, OP-Tisch, Bedarfslagerung)
- Geräte- und Instrumentenaufbereitung: Reinigungs- und Desinfektionstechniken
- Platzangebot, Sterilisator, Sterilisation (mit Dokumentation)
- Sterilgut: Lagerung, Beschriftung (Verfallsdaten)

Laborplatz
- Desinfektionsplan
- Arbeitsflächen, Waschbecken, Ausguss, Spender
- Ggf. mikrobiologische Untersuchungen (Anzeige nach § 49 IfSG)
- Entsorgung (desinfektionspflichtige Abfälle)

12.2.2 Beispiele für Fragen bei der behördlichen Praxisbegehung

Die Vertreter des Gesundheitsamtes stellten in der Vergangenheit vorrangig folgende Fragen:
- Existiert ein praxisspezifisch ausgearbeiteter Hygiene- und Desinfektionsplan?
- Wie wird das Personal in Hygienefragen unterwiesen?
- Sind die Unterweisungen dokumentiert?
- Werden externe Hygieneberatungen in Anspruch genommen?
- Werden vollautomatisierte, halbautomatische oder manuelle Reinigungs- und

Desinfektionsverfahren für die Instrumentenbehandlung angewandt?

- Welche Geräteaufbereitung wird bei Endoskopen praktiziert?
- Welche Sterilisationstechniken werden angewandt?
- Mit welchen Methoden werden Desinfektions- und Sterilisationsverfahren geprüft?
- Sind Dampfsterilisationsprozesse validiert?
- Wie gewährleisten Sie die sachgerechte Lagerung von Medizinprodukten?
- Welche Personen besitzen die erforderliche Sachkunde respektive Fachkunde zur MP-Aufbereitung?
- Wie sind Praxisreinigung, -desinfektion und Wäscheversorgung organisiert?

> **Hinweis**
>
> Mustervorlagen für einen Hygieneplan und der Erhebungsbogen zur Überprüfung des Hygienestatus in Arztpraxen sind über das Kompetenzzentrum Hygiene und Medizinprodukte der KVen und der KBV kostenlos abrufbar unter der Adresse: ► www.hygiene-medizinprodukte. de/download, zuletzt abgerufen am 11.2.2018).

12.2.3 Beratung zur Einhaltung allgemeiner Hygienemaßnahmen in der Schwangerschaft

■ **Leitlinienempfehlung**

Eine Beratung zur Einhaltung allgemeiner Hygienemaßnahmen in der Schwangerschaft erfolgt auf der Basis der S2k-Leitlinie Labordiagnostik schwangerschaftsrelevanter Virusinfektionen (AWMF 2014b, Registernummer 0093/001).

Jede Schwangere sollte so früh wie möglich hinsichtlich hygienischer Maßnahmen zur Vermeidung der Übertragung von Virusinfektionen beraten und informiert werden. Hierzu zählen

I.   die Vermeidung von Speichel-/Schleimhautkontakten (Mund-zu-Mund-Fütterung von Kleinkindern, Küssen auf den Mund, Abwischen von Nase/Mund, Ablecken von Schnullern, Fläschchen, Lebensmitteln etc.), regelmäßige Reinigung von Gegenständen/Oberflächen, die Kontakt mit Speichel von Kleinkindern hatten,

II. die Vermeidung zu Kontakten mit Urin, insbesondere von Kindern < 3 Jahre, regelmäßige Reinigung von Gegenständen/Oberflächen, die Kontakt mit Urin von Kleinkindern hatten,

III. das Waschen der Hände mit Wasser und Seife, nach Kontakten mit Speichel/Urin oder Stuhl.

Begründung der Empfehlung Die Übertragung von Virusinfektionen erfolgt häufig durch Kontakt mit Gegenständen, die mit Speichel, Urin und/oder weiteren Ausscheidungsprodukten (Stuhl) kontaminiert sind. Durch entsprechende Hygienemaßnahmen kann die Übertragung der Erreger verhindert werden.

Ambulantes Operieren

© Springer-Verlag GmbH Deutschland, ein Teil von Springer Nature 2018
G. Neumann, N. T. Mutters, *Hygiene und Infektionsprävention in der Frauenarztpraxis*,
https://doi.org/10.1007/978-3-662-56367-0_13

13.1 Rechtliche Rahmenbedingungen

- Infektionsschutzgesetz (IfSG)
  - Verpflichtung zum Erstellen eines Hygieneplans
  - Führen einer Infektions- und Erregerstatistik durch ambulant operierende Einrichtungen
  - Aufzeichnen des Antibiotikaverbrauchs durch ambulant operierende Einrichtungen
- Vorgaben der Landeshygieneverordnung
- Empfehlungen der Kommission für Krankenhaushygiene und Infektionsprävention (KRINKO)
- Fachliche Empfehlungen der Kommission Antiinfektiva, Resistenz und Therapie (ART) am Robert Koch-Institut
- Vorschriften des Arbeitsschutzes (TRBA 250)
- Fachliche Empfehlungen, z. B. DIN-Normen/VDI-Richtlinien
- Vorgaben der Bundesländer (z. B. Bauordnungen, Abfallvorschriften) u. a.

> **Hinweis**
>
> Einrichtungen für ambulantes Operieren sind nach § 23 (4) IfSG zur Erfassung und Bewertung bestimmter nosokomialer Infektionen, von Erregern mit speziellen Resistenzen und Multiresistenzen sowie der Art und des Umfangs des Antibiotikaverbrauchs verpflichtet.
>
> Im Rahmen eines Qualitätssicherungsverfahrens müssen auch Ärzte, die ambulant »Tracer Eingriffe« (vordefinierte Eingriffe und Operationen) vornehmen, jährlich das Hygiene- und Infektionsmanagement dokumentieren und einen vorgegebenen Fragekatalog beantworten (GBA 2017; Scharell 2017). Es soll damit ein Beitrag zur Vermeidung nosokomialer Infektionen erreicht werden.

> In ambulant operierenden Einrichtungen besteht die Gefahr, dass durch invasive Maßnahmen eine Verschleppung von Erregern in tiefere, primär sterile Körperregionen erfolgt. Deshalb gilt es, durch effektive Hygienemaßnahmen die Übertragung pathogener Erreger, insbesondere unter dem Gesichtspunkt der Prävention postoperativer Wundinfektionen, zu vermeiden und zudem die Patientinnen und das Personal vor einer Infektionsübertragung zu schützen.

Ambulant und stationär durchgeführte Eingriffe/Operationen erfordern zur Verhinderung nosokomialer Infektionen den gleichen Hygienestandard (Heudorf et al. 2003).

Viele gynäkologische Operationen können bei Patientinnen, die in die Frauenarztpraxis kommen, ambulant ohne Krankenhausaufenthalt durchgeführt werden.

Aus infektionshygienischer Sicht werden invasive Eingriffe nach Ausmaß und Gefährdungsgrad in folgende Kategorien eingeteilt:
- Operationen,
- kleinere invasive Eingriffe,
- invasive Untersuchungen und vergleichbare Maßnahmen.

Als Grundlage für die Einordnung kann der Anhang zur Anlage zu Ziffern 5.1 und 4.3.3 *Anforderungen der Hygiene beim ambulanten Operieren in Krankenhaus und Praxis* (KRINKO; ► www.rki.de; KRINKO 1997) herangezogen werden.

Das mögliche Operationsspektrum umfasst verschiedene Eingriffe, die in einer Auswahl in der folgenden Übersicht aufgelistet sind.

> **Operatives Spektrum für ambulante Eingriffe**
> - **Diagnostische und operativ-therapeutische Laparoskopien**
>   - Sterilitätsdiagnostik
>   - Eileiterdurchgängigkeitsprüfung

- Sterilisation bei abgeschlossener Familienplanung
- Lösung von Verwachsungen
- Eierstockoperationen
- Probeexzision
- Tumorexstirpation
- Zystenexstirpation
- Koagulation bzw. Resektion von Endometrioseherden
- OP bei Extrauteringravidität
- Gebärmutterentfernung teilweise (suprazervikale Hysterektomie)
- Gebärmutterentfernung vollständig (vollständige Hysterektomie)

- **Diagnostische und operative Hysteroskopie**
  - Mit kleinen diagnostischen Maßnahmen
    Gewebeprobe (Probeexzisionen)
  - Mit kleinen therapeutischen Maßnahmen
    Fremdkörperentfernung (Spirale)
    Polyp-Abtragung
    Lösung von Verwachsungen, Synechien, Narben etc.
  - Mit operativen Maßnahmen
    Septumabtragung (bei Uterusanomalien)
    Myomentfernung (Myomresektion)
    Endometriumablation (bei Blutungsstörungen)

- **Mammachirurgie**
  - Probeexzision
  - Tumorexstirpation
  - Quadrantenresektion
  - Brusterhaltende Therapie (Ablatio mammae)
  - Größere Brust-OP (Axilla-Dissektion)
  - Narbenkorrekturen

- **Kleine ambulant durchzuführende Eingriffe**
  - Diagnostische Hysteroskopie
  - Fraktionierte Abrasio, Abort-Kürettage
    Probeexzisionen im Bereich des äußeren Genitale und der Vagina
    Kondylom-Abtragungen
- Operationen am äußeren Genitale Marsupialisation von Zysten und Abszessen

Der Frauenarzt muss entscheiden, ob und welche kleinen Eingriffe er selbst in der Praxis durchführen will oder ob er generell das ambulante Eingriffsspektrum einem ambulanten Operationszentrum überlassen möchte.

> In jedem Fall sind bei den ambulant durchgeführten Eingriffen stets die Anforderungen der Basishygiene zu erfüllen!

13.2 Anforderungen an die Hygiene bei ambulanten Operationen und anderen invasiven Eingriffen

Jede Einrichtung sollte eine konkrete Einstufung der durchgeführten Operationen, invasiven Eingriffe bzw. der kleineren invasiven Eingriffe vornehmen, um dann anhand der in der Praxis, Tagesklinik oder in ambulanten Operationszentren vor Ort durchgeführten Tätigkeiten das entsprechende Hygieneregime festlegen zu können.

Dem Ausmaß und dem infektionshygienischen Risiko invasiver Eingriffe entsprechend unterscheiden sich die Anforderungen an Räume, Flächen und Ausstattung.

> **Eine Grundvoraussetzung für das ambulante Operieren ist die Abgrenzung der ambulanten Eingriffs- und der Operationsräume vom übrigen Praxisbereich.**

An die Mindestanzahl und Ausstattung der Räume für operative Eingriffe werden definierte Ansprüche gestellt, die in den Richtlinien des RKI ausführlich festgehalten sind.

> **Mindestanforderungen an Räumlichkeiten für Praxen, in denen operative Eingriffe durchgeführt werden (zusätzlich zu den üblichen Räumen)**
> - Operationsraum
> - Umkleidebereich für die Patientinnen
> - Umkleidebereich für das Personal mit Waschbecken und Vorrichtung zur Durchführung der Händedesinfektion
> - Reinraum für Geräte und Vorräte
> - Sterilisierraum mit Aufbereitungsbereich
> - Putzraum/Entsorgungsraum (unrein)
> - Aufwachraum bzw. Ruheraum für die Patientinnen

Fußböden, Wände und Decken müssen leicht zu reinigen und zu desinfizieren sein.

- **Ambulante Operationen mit erhöhten Anforderungen an die Keimarmut**
  - Separater Bereich mit
    - Operationsraum bzw. -räumen
    - Waschraum oder -bereich
    - Personalumkleideraum bzw. -schleuse (funktionelle Trennung in unreinen/reinen Bereich sowie mit Möglichkeit zum Händewaschen und zur hygienischen Händedesinfektion vor Anlegen der OP-Bereichskleidung)
    - Patientenschleuse (auch zur Versorgung)
    - Geräte- und Vorratsraum, Lagerungsmöglichkeit für Anästhesiematerial

- Putz- und Entsorgungsraum
- Aufbereitungsraum für Medizinprodukte und ggf. für Geräte
- Aufwach- bzw. Ruheraum für Patienten
- Aufenthaltsraum für Personal
- Warte- und Aufenthaltsbereich für Patienten

- **Kleine ambulante operative Eingriffe mit Mindestanforderungen an die Keimarmut**
  - Eingriffsraum bzw. -räume (angrenzend an den übrigen Praxisbereich)
  - Umkleidemöglichkeit für das Personal mit Waschplatz einschließlich Hygieneausrüstung sowie mit Möglichkeit zur Entsorgung
  - Patientenumkleidemöglichkeit
  - Fläche/Raum zur Aufbereitung von Medizinprodukten und Geräten
  - Fläche/Raum für Lagerung und Entsorgung
  - ggf. Aufwach- bzw. Ruheraum für Patienten
  - Warte- und Aufenthaltsbereich für Patienten

Für kleinere invasive Eingriffe Außer dem Eingriffsraum werden als Nebenräume ein Raum zum Umkleiden und zur Vorbereitung des Patienten und ein Umkleideraum für das Personal (einschließlich der Möglichkeit zur Händedesinfektion und zur Entsorgung) benötigt.

13.3 Beispiele für die Durchführung invasiver Eingriffe im Behandlungsraum einer Frauenarztpraxis (AG Praxishygiene der DGKH 2015)

Amniozentese, Chorionzottenbiopsie
- Sterile Tupfer – Steriles Abdeck-/Lochtuch
- Arzt: sterile Handschuhe, -Assistenz: keine besonderen Anforderungen
- Hygienische Händedesinfektion, Beachtung der Herstellerangaben zur Einwirkzeit

- Hautantiseptik unmittelbar vor Eingriff, Beachtung der Herstellerangaben zur Einwirkzeit

Transvaginale schallkopfgesteuerte Zysten- oder Gewebepunktion
- Sterile Tupfer – Steriles Abdeck-/Lochtuch
- Arzt: sterile Handschuhe – Assistenz: keine besonderen Anforderungen
- Hygienische Händedesinfektion, Beachtung der Herstellerangaben zur Einwirkzeit
- Schleimhautantiseptik unmittelbar vor Eingriff, Beachtung der Herstellerangaben zur Einwirkzeit

Einlegen von Intrauterinpessaren (IUP)
- Sterile Tupfer – Arzt: sterile Handschuhe – Hygienische Händedesinfektion, Beachtung der Herstellerangaben zur Einwirkzeit
- Schleimhautantiseptik unmittelbar vor Eingriff, Beachtung der Herstellerangaben zur Einwirkzeit

Amnioskopien/Hysteroskopien
- Sterile Tupfer – steriles Abdeck-/Lochtuch
- Arzt: sterile Handschuhe – Assistenz: keine besonderen Anforderungen
- Hygienische Händedesinfektion, Beachtung der Herstellerangaben zur Einwirkzeit
- Schleimhautantiseptik unmittelbar vor Eingriff, Beachtung der Herstellerangaben zur Einwirkzeit

Biopsien am äußeren Genitale, Marsupialisation
- Sterile Tupfer – steriles Abdeck-/Lochtuch
- Arzt: sterile Handschuhe – Assistenz: keine besonderen Anforderungen
- Hygienische Händedesinfektion, Beachtung der Herstellerangaben zur Einwirkzeit
- Schleimhautantiseptik unmittelbar vor Eingriff, Beachtung der Herstellerangaben zur Einwirkzeit

Follikelpunktion, intrauterine Insemination, In-vitro Fertilisation mit Embryotransfer
- Bei diesen Eingriffen sind weitestgehend Einmalinstrumente zu verwenden
- Alle sonstigen Gerätschaften, die unmittelbaren Kontakt mit der Patientin oder deren Körperflüssigkeiten haben, wie Ultraschallsonden und Punktionshilfen, sind mit mechanischen Barrieren zu schützen sowie vor und nach Gebrauch zu desinfizieren bzw. nach adäquater Reinigung zu sterilisieren.

13.4 Vorbereitung der sterilen Instrumente, Materialien

- Richten der Instrumente im OP-Raum von steril bekleideter Person auf steril abgedeckten Tischen unmittelbar vor dem Eingriff, Abdecken bis zum OP-Beginn, OP-Türen geschlossen halten.
- Während Reinigungsarbeiten oder der Patientenvorbereitung/-lagerung darf kein Richten der Instrumente erfolgen!

13.4.1 Laparoskopien, Abrasiones sowie reproduktionsmedizinische Maßnahmen

Bei Durchführung von Laparoskopien, Abrasiones sowie reproduktionsmedizinischen Maßnahmen muss in jedem Fall neben dem separaten noch ein zusätzlicher Raum zur Verfügung stehen, in dem die Händedesinfektion, die Instrumentenaufbereitung, die Vorratshaltung und das Anlegen der Schutzbekleidung für das Personal erfolgen. Um die Keimbelastung des eigentlichen Eingriffsraums möglichst klein zu halten sind die vorbereitenden Tätigkeiten inkl. der Vorbereitung der Patientin für den Eingriff in diesem Vorraum vorzunehmen.

Nach jeder Operation werden die patientennahen Flächen, alle sichtbar kontaminierten Flächen sowie der gesamte begangene Fußboden des Operationsraums mit einem wirksamen Präparat laut Desinfektionsplan desinfizierend gereinigt.

Der OP-Tisch erhält eine frische Auflage.

Täglich nach Programmende ist in allen Räumen der Operationsabteilung eine Wischdesinfektion und Reinigung aller begehbaren Fußbodenflächen sowie des potenziell verschmutzten bzw. kontaminierten Inventars durchzuführen.

> **Die Flächen dürfen nicht nachgetrocknet werden!**

13.4.2 Narkosegerät, Narkosewagen, Anästhesiematerial

Das Gerät wird nach Programmende mit Desinfektionslösung abgewischt und wiederaufbereitet.

Wiederverwendbares Anästhesiematerial desinfizierend reinigen und ggf. sterilisieren, Arbeitsfläche des Anästhesiewagens täglich wischdesinfizieren.

Kanülenabwurfbehälter täglich entsorgen.

Den Wagen einmal wöchentlich komplett ausräumen und einer Scheuer-Wisch-Desinfektion unterziehen.

13.4.3 Invasive Untersuchungen und vergleichbare Maßnahmen

Für invasive Untersuchungen und vergleichbare Maßnahmen gelten die üblichen Anforderungen für einen Untersuchungs- und Behandlungsraum (z. B. Handwaschbecken, Untersuchungsliege, Schreibtisch, Schrank, medizinische Geräte).

13.5 Entsorgung von OP-Textilien

OP-Textilien werden im Operationsraum in keimdichte, reißfeste und feuchtigkeitsdichte Wäschesäcke abgeworfen. Ein nachträgliches Sortieren und Sammeln ist unzulässig. Bei Nichtnutzung müssen die Wäschesäcke mit einem Deckel verschlossen sein (Geisel et al. 2014).

OP-Einmaltextilien werden nach der Nutzung entsorgt.

Bei der Lagerung und beim Transport ist eine strikte Trennung zwischen Schmutzwäsche und sauberer Wäsche vorzunehmen.

Die verschlossenen Wäschesäcke können bis zum Transport in einem Gitterboxwagen mit textiler Umhüllung aufbewahrt werden. Die textile Umhüllung ist beim Transport zu schließen.

Die OP-Textilien und die OP-Bereichskleidung sind mit einem Desinfektionswaschverfahren mit einem VAH-gelisteten Desinfektionswaschmittel unter Einhaltung der Prozessparameter (Temperatur, Haltezeit und Flottenverhältnis) zu waschen. Die Wäsche ist bevorzugt in einer Wäscherei aufzubereiten, in der die Anforderungen zur Aufbereitung von Wäsche aus dem Gesundheitsdienst erfüllt sind (RAL-Zertifikat). Werden OP-Textilien in der Einrichtung gewaschen, muss der Nachweis erbracht werden, dass der Waschprozess die erforderliche Desinfektionsleistung erbringt. Eine ausreichende Desinfektion ist nur gegeben, wenn die Prozessparameter, z. B. Waschmittel- und Desinfektionsmitteldosierung, Flottenverhältnis, Temperatur und Haltezeit, eingehalten werden.

> **Haushaltswaschmaschinen sind für die Aufbereitung von Wäsche aus ambulanten OP-Bereichen nicht geeignet.**

Saubere Wäsche ist staubgeschützt zu lagern (vorrangig im geschlossenen Schrank).

13.6 Gefahrstoffbelastung des Personals bei der chirurgischen Behandlung HPV-assoziierter Genitalläsionen

Die Abtragung von HPV-assoziierten vaginalen, zervikalen oder analen Präkanzerosen erfolgt in der Frauenarztpraxis mit verschiedenen elektrochirurgischen Verfahren, bei denen es durch eine Rauchentwicklung auch zu einer gesundheitlichen Gefährdung des Personals kommen kann, insbesondere durch das Einatmen verschiedener Rauchpartikel, die sich dann in den Lungenaveolen ablagern.

13.6.1 Elektrochirurgische Verfahren mit Rauchentwicklung

CO_2-Laser Der CO_2-Laser erzeugt bei höheren Temperaturen eine Austrocknung, eine Karbonisierung und eine Verdampfung des Gewebes.

Elektrokaustik Beim Einsatz der Elektrokaustik verdampft das Gewebe durch die Wechselströme und wird an der Schnittstelle koaguliert.

Loop Electrosurgical Excision Procedure (LEEP) Bei der LEEP wird zur Gewebsabtragung eine dünne Schlinge mit niedriger elektrischer Spannung erzeugt, bei der es auch zu einer Rauchentwicklung kommt.

Ultraschallaktiviertes Skalpell Das Ultraschall aktivierte Skalpell schneidet und koaguliert gleichzeitig aufgrund von hochfrequenten mechanischen Schwingungen. Die hohe Frequenz der Vibrationen führt zur Reibung im Gewebe, was wiederum zur Hitzebildung und Rauchentwicklung führt.

13.6.2 Zusammensetzung des Schadstoffgehalts

Die Zusammensetzung des Schadstoffgehalts im Rauch ist abhängig von der Energiequelle, der Art des behandelten Gewebes im Genitalbereich sowie auch von der Dauer der Behandlung. Es entstehen zudem weitere toxikologisch relevante Spaltprodukte mit Substanzen wie Essigsäure und Jod, wenn diese zur Markierung des OP-Gebietes auf das Gewebe aufgetragen wurden.

Insgesamt betrachtet, kann eine Gefährdung des Personals durch die Rauchentwicklung bei der chirurgischen Behandlung HPV-assoziierter Läsionen durch eine Vielzahl organischer und anorganischer Schadstoffe und verschiedene Biostoffe sowie durch eine Rauchintoxikation ausgelöst werden:

> **Schadstoffe im Rauch bei chirurgischer Abtragung von HPV-Läsionen (Willems et al. 2016)**
> - Chemische Substanzen
>   - Acrylonitril, Alkylbenzole, Amoniak
>   - Benzol, Butan, Buten
>   - Cyanwasserstoff, Ethan, Ethylen
>   - Formaldehyd, Kohlenmonoxid, Kresol
>   - Methan, Phenol, Propen, Pyridin, Pyrrol
>   - Polyzyklische aromatische Wasserstoffe
>   - Styrol, Toluol, Xylol u. a.
> - Biostoffe
>   - Blutzellen
>   - Zellfragmente
>   - Virale DNA-Fragmente
>   - Bakterien

Es muss aber erwähnt werden, dass die Beurteilung des Risikos eines Gefährdungspotenzials des Personals durch die chirurgische

Rauchentwicklung bei der HPV-Therapie noch nicht eindeutig festgelegt werden kann.

13.6.3 Schutzmaßnahmen

Da in bestimmten Konzentrationen von den verschiedenen Substanzen im Rauch ein Gefährdungspotenzial ausgehen kann, sind bei der chirurgischen Abtragung von HPV-Läsionen in der Frauenarztpraxis verschiedene Schutzmaßnahmen zu beachten.

> **Eine Operation mit Rauchentwicklung darf nur in gut belüfteten Räumen mit einer adäquaten Rauchabsaugung stattfinden (eine natürliche Raumbelüftung ist nicht ausreichend).**

Standard-OP-Kleidung (Einmalkittel, OP-Haube, Einmalhandschuhe, Augenschutz, Mund-Nasen-Schutz (FFP1-Eigenschaft) sind erforderlich.

Die Kombination aus Absaugvorrichtung in der Nähe des OP-Feldes (2–5 cm) in Verbindung mit einer stärker filternden Maske (FFP2) bietet einen guten Schutz bei Fehlen moderner raumlufttechnischer Anlagen.

Eine Grundreinigung des gesamten Raumes ist nach einer chirurgischen Abtragung von HPV-Infektionen bei Einhaltung der notwendigen Rauchabsaugung nicht notwendig, da sich die HPV-Partikel über den Rauch nicht im gesamten Raum ausbreiten. Die Desinfektionsmaßnahmen beschränken sich daher in der Regel nur auf die patientennahen Oberflächen. Bei ungewöhnlich starker Rauchentwicklung und fraglicher erhöhter Umgebungskontamination ist eine umfassende Desinfektion dennoch optional, aber sicherlich zielführend.

Zur Desinfektion werden nur solche Mittel eingesetzt die HPV sicher inaktivieren. Es besteht eine hohe Umweltresistenz.

HPV besitzt gegenüber vielen Desinfektionsmitteln auf Aldehydbasis eine hohe Resistenz, dagegen reagieren die Viren auf Hypochlorid und Sauerstoffabspalter (Hydrogenperoxid) eher sensibel (Ryndock et al. 2016). Bei Händedesinfektionsmitteln ist auf den Zusatz »viruzid« zu achten.

> **Eine weitere Schutzmaßnahme für das OP-Personal vor einer HPV-Infektion besteht in der Impfung mit dem HPV-Impfstoff (Zulassung und Impfindikationen beachten).**

13

Verhalten bei Schnittverletzungen mit Blutkontamination

© Springer-Verlag GmbH Deutschland, ein Teil von Springer Nature 2018
G. Neumann, N. T. Mutters, *Hygiene und Infektionsprävention in der Frauenarztpraxis*,
https://doi.org/10.1007/978-3-662-56367-0_14

14.1 Infektionsrisiko durch Schnittverletzungen

Unter einer Nadelstichverletzung versteht man Stich-, Schnitt- oder Kratzverletzungen, die durch spitze Gegenstände wie Nadeln, Kanülen, Skalpelle oder ähnliche Gegenstände verursacht werden. Sie gehören zum größten Berufsrisiko in medizinischen Berufen und stellen insbesondere durch kontaminiertes Patientenblut, Medikamenteninjektionen, aber auch durch Kontamination von Schleimhäuten mit potenziell infektiösem Material für den Betroffenen eine ernstzunehmende Gefährdung dar.

Bei Kanülenstich- und Schnittverletzungen mit Blutkontamination besteht hauptsächlich ein Infektionsrisiko hinsichtlich HIV, Hepatitis B und Hepatitis C.

Das Infektionsrisiko ist abhängig von der Tiefe der Verletzung, von der Menge des Blutes das bei der Verletzung beteiligt war, und von der Konzentration des Blutes, das sich in der Kanüle bzw. im verletzenden Gegenstand befand.

14.2 Sofortmaßnahmen nach Stich-/Schnittverletzungen oder Schleimhautkontakt mit Blut/Körperflüssigkeiten

- ■ **Sofortmaßnahmen bei Exposition**
- Sofortige Wunddesinfektion mit einem anti-HIV-, anti-Hepatitis-B- und anti-Hepatitis-C-wirksamen Desinfektionsmittel (viruzides Präparat mit einem Ethanolgehalt > 80 Vol.%)
- Die Nadelstichverletzung ist ein Notfall und muss sofort behandelt werden
- Förderung des Blutflusses durch Druck auf das umliegende Gewebe > 1 min
- Bei Kontamination von Schleimhäuten und Konjunktiven sofortige intensive Spülung mit Wasser oder physiologischer Kochsalzlösung (z. B. Auge) oder Antiseptikum, sofern anwendbar

- Serologie beim Exponierten abnehmen zwecks Ausgangswert; Serologie beim Donor ebenfalls erwägen (bei beiden Einwilligung einholen)
- Arbeitsunfall melden

- ■ **Klärung des Infektionsrisikos**

Niedriges Risiko
- Kontamination von intakter Haut (auch bei hoher Viruskonzentration)
- Haut- oder Schleimhautkontakt mit Körperflüssigkeiten wie Urin oder Speichel

Mittleres Risiko
- Kontakt von eigenen Hautläsionen (Ekzeme, Hautrisse) mit Flüssigkeiten des Patienten/Donors mit hoher Viruskonzentration
- Oberflächliche Verletzung z. B. mit einer chirurgischen Nadel
- Kanülenverletzung, z. B. nach vorangegangener Insulininjektion

Hohes Risiko
- Der Patient/Donor gehört einer Risikogruppe an (Drogengebrauch/Homosexualität)
- Beim Patienten/Donor ist bereits eine HIV-Infektion bekannt bzw. er hat bereits AIDS und trägt eine hohe Viruslast
- Beim Patienten/Donor ist eine infektiöse Hepatitis B oder C bekannt
- Beim Patienten/Donor wird eine antivirale Therapie durchgeführt
- Zur Blutentnahme wurde eine Hohlraumnadel verwendet
- Es erfolgte eine perkutane Verletzung mit einer Injektionsnadel oder anderen Hohlraumnadel nach Entnahme einer Körperflüssigkeit mit einer möglichen hohen Viruskonzentration wie Blut, Liquor, Punktate oder Viruskulturmaterial
- Es besteht eine tiefe Hautverletzung
- Das verletzende Instrument trägt Spuren der Blutkontamination

14.3　Serologisches Screening nach Nadelstichverletzung

Um eine serologische Testung (V. a. Hepatitis-B- bzw. Hepatitis-C-Viren sowie HIV) bei einer Patientin, an deren Kanüle es zur Verletzung kam, durchführen zu können, ist deren Einwilligung einzuholen, bereits vorliegende Laborbefunde sollten berücksichtigt werden.

Screening bei verletztem Personal
- Anti-HBc
- Anti-HBs
- Anti-HCV
- Anti-HIV

Bei Erfordernis werden serologische Kontrolluntersuchungen im Abstand von 6 sowie 12 Wochen und nach 6 Monaten durchgeführt.
Näheres regeln die *BAStichverletzung* (Po0007184) und das Formular *Stichverletzung* (Po0010162).

- **Prüfung der Postexpositionsprophylaxe (PEP) in Bezug auf das Infektionsrisiko**

Niedriges Risiko
- Keine medizinische Intervention erforderlich; grundsätzlich ist die Impfung gegen Hepatitis A und B empfohlen, ggf. ist der Impftiter zu prüfen.

Mittleres Risiko
- Es kann ggf. eine PEP angeboten werden
- In den sonstigen Fällen zum nächstmöglichen Termin Beratung und Blutentnahme mit Bestimmung von HIV, Anti-HCV, Hepatitis-B-Antikörpern (Anti-HBs und Anti-HBc, falls Impfstatus nicht bekannt bzw. ungenügend)
- ggf. Nachuntersuchung nach 6 Wochen und wieder nach 6 Monaten

Hohes Risiko
- In diesen Fällen ist eine Postexpositionsprophylaxe (PEP) zu empfehlen
- ► Abschn. 14.4

14.4　Postexpositionsprophylaxe (PEP)

14.4.1　Hepatitis B

Bei betroffenen Personen, die ausreichend geimpft sind, ist keine PEP erforderlich. Bei nichtgeimpften Personen, die sich eine Nadelstichverletzung mit Blut eines Infizierten zuziehen, wird die Simultanimpfung durch Gabe von Hepatitis-B-Immunglobulin (passive Immunisierung) zusammen mit einer aktiven HBV-Impfung empfohlen.

14.4.2　Hepatitis C

Eine Schutzimpfung gegen Hepatitis C ist bisher nicht verfügbar. Gemäß RKI-Empfehlung sollte beim Exponierten unmittelbar nach der Verletzung/Kontamination Anti-HCV und ALT bestimmt werden und nach 2–4 Wochen eine Bestimmung der HCV-RNA erfolgen. Falls negativ, kann diese Untersuchung 6–8 Wochen nach Exposition wiederholt werden. Ein engmaschigeres Monitoring von HCV-RNA und ALT kann in Einzelfällen durchaus sinnvoll sein. Der Zeitpunkt der Serokonversion zu Anti-HCV ist sehr variabel. Nach 12 und 26 Wochen wird eine Bestimmung von Anti-HCV und ALT empfohlen, bei pathologischen Werten erfolgt eine HCV-RNA-Untersuchung.
Bei Nachweis einer akuten Infektion sollte eine Behandlung zur Verhinderung einer Chronifizierung eingeleitet werden. Durch große Fortschritte im Rahmen der HCV-Therapie in jüngerer Zeit sollte hier der Rat eines in der HCV-Therapie erfahrenen Klinikers eingeholt werden.

14.4.3　HIV/AIDS

Eine HIV-Impfung ist nicht möglich.
Die Postinfektionsprophylaxe wird empfohlen bei Kontakten mit erhöhtem Infektionsrisiko wie die perkutane Stichverletzung

mit Injektionsnadel oder einer anderen Hohlraumnadel und die Schnittverletzung unter Beteiligung von Körperflüssigkeiten mit potenziell hoher HIV-Konzentration (◘ Tab. 14.1, ◘ Tab. 14.2).

Bei HIV-Risikopatienten wird empfohlen, vor Ablauf von 24 h mit einer postexpositionellen Prophylaxe zu beginnen. Die besten Ergebnisse sind innerhalb der ersten 2 h zu erwarten. Mehr als 72 h nach dem Ereignis wird i. Allg. keine PEP mehr empfohlen.

Jeder Postexpositionsprophylaxe sind Grenzen gesetzt – zum einen durch die begrenzte Wirksamkeit der Medikamente und zum anderen durch den notwendigen schnellen Behandlungsbeginn. In keinem Fall besteht ein 100%iger Schutz vor einer HIV-Infektion. Die langjährige Erfahrung mit postexpositioneller Prophylaxe einer HIV-Infektion im medizinischen Bereich zeigt, dass trotz ausführlicher nationaler und internationaler Leitlinien individuelle Besonderheiten der HIV-Exposition immer wieder den Rat von

◘ Tab. 14.1 Risiko für eine HIV-Übertragung nach Art der Exposition, dargestellt im Verhältnis zum Durchschnitt (DAIG 2013)

Art der HIV-Exposition	Expositionsrisiko in Relation zum mittleren Risiko
Tiefe Stich- oder Schnittverletzungen	16:1
Sichtbare, frische Blutspuren auf dem verletzenden Instrument	5:1
Verletzende Kanüle oder Nadel war zuvor in einer Vene oder Arterie platziert	5:1
Indexperson hat hohe Viruslast (akute HIV-Infektion, AIDS ohne ART)	6:1
Exposition von Schleimhaut	1:10
Exposition von entzündlich veränderten Hautpartien	1:10

◘ Tab. 14.2 Indikation zur HIV-PEP bei beruflicher HIV-Exposition (DAIG 2013)

Verletzung	Empfehlung
Massive Inokulation (> 1 ml) von Blut oder anderer (Körper-)Flüssigkeit mit (potenziell) hoher Viruskonzentration	HIV-PEP empfehlen
(Blutende) perkutane Stichverletzung mit Injektionsnadel oder anderer Hohlraumnadel, Schnittverletzung mit kontaminiertem Skalpell, Messer o. ä.	HIV-PEP empfehlen[a]
Oberflächliche Verletzung (z. B. mit chirurgischer Nadel) ohne Blutfluss	HIV-PEP anbieten[b]
Kontakt zu Schleimhaut oder verletzter/geschädigter Haut mit Flüssigkeiten mit potenziell hoher Viruskonzentration	HIV-PEP anbieten[b]
Perkutaner Kontakt mit anderen Körperflüssigkeiten als Blut (wie Urin oder Speichel)	HIV-PEP nicht indiziert
Kontakt von intakter Haut mit Blut (auch bei hoher Viruskonzentration)	HIV-PEP nicht indiziert
Haut- oder Schleimhautkontakt mit Körperflüssigkeiten wie Urin und Speichel	HIV-PEP nicht indiziert

[a] bei Viruslast (Indexperson) > 50 Kopien/ml: anbieten; [b] bei Viruslast (Indexperson) < 50 Kopien/ml: nicht indiziert

im Umgang mit der PEP erfahrenen Experten erfordern.

Im Einzelnen betrifft dies insbesondere die von der Deutschen Aidsgesellschaft (DAIG) herausgestellten Situationen:

- **Situationen für eine Expertenkonsultation zwecks Indikationsstellung und Durchführung einer PEP bei HIV-Exposition**
- Der Zeitraum zwischen möglicher Exposition und Beginn einer Prophylaxe ist länger als 24 h.
- Ein hohes Infektionsrisiko besteht aufgrund massiver Inokulation von virushaltigem Material.
- Art und Infektionsgefährdung durch das verursachende Instrument der akzidentellen Verletzung ist weitgehend unklar.
- Die exponierte Person ist (vermutlich) schwanger.
- Die Indexperson wurde lange antiretroviral vorbehandelt, und eine Multiresistenz der Viren ist nachgewiesen oder möglich.
- Erhebliche unerwünschte Wirkungen des initialen Prophylaxeregimes stellen eine Durchführung dieser Prophylaxe infrage oder machen eine Umstellung erforderlich.

> **Hinweis**
>
> Jede der genannten Verletzungen bzw. Kontaminationen ist zu dokumentieren!

14.5 Nadelstichverletzung – Übersicht

Nadelstichverletzungen in der Praxis haben verschiedene Ursachen: Sie können durch unsicheres oder hektisches Arbeiten mit einem Injektionsbesteck oder durch das Überstreifen der Schutzhülle auf die Kanüle nach erfolgter Injektion (»Recapping«) sowie durch liegengelassene, nichtabgeräumte Kanülen und beim Entsorgen von Problemmüll (z. B. defekte Kanülenabwurfboxen) verursacht werden.

> **Die Nadelstichverletzung muss unverzüglich behandelt und dokumentiert werden. Da ein Unfallbericht als beweissichernd gilt, ist die Vorstellung bei einem Durchgangsarzt erforderlich.**

Verhalten bei Nadelstichverletzung
- Wunde ausbluten lassen
- 10 min Desinfektion mit virusinaktivierendem Hautdesinfektionsmittel
- Infektionsquelle zur Risikoabwägung feststellen

Stich- oder Schnittverletzung, Kontamination geschädigter Haut Spülung mit Wasser und Seife bzw. einem Antiseptikum, welches begrenzt viruzide Wirksamkeit aufweist.

Kontamination von Auge oder Mundhöhle Spülung mit Wasser (Auge, Mundhöhle).

Weitere Maßnahmen
- HIV-Antikörper-Test, Hepatitis-Serologie
- Entscheidung über medikamentöse Postexpositionsprophylaxe
- Unfalldokumentation

Schutzimpfungen

© Springer-Verlag GmbH Deutschland, ein Teil von Springer Nature 2018
G. Neumann, N. T. Mutters, *Hygiene und Infektionsprävention in der Frauenarztpraxis*,
https://doi.org/10.1007/978-3-662-56367-0_15

Zur Minimierung des spezifischen Infektionsrisikos für das Praxisteam zählen auch Maßnahmen der Schutzimpfung, die für den Gesundheitsdienst in einem umfassenden Regelwerk zusammengestellt sind.

15.1 Gesetzliche Vorlagen und Richtlinien zum Impfschutz

15.1.1 Impfempfehlungen der Ständigen Impfkommission (STIKO)

Die Impfempfehlungen der Ständigen Impfkommission am RKI beinhalten die Impfziele mit ihren Impfindikationen. Sie gelten als medizinischer Standard. Die STIKO-Empfehlungen unterliegen einem ständigen Wandel, sie werden jährlich der epidemiologischen Situation angepasst aktualisiert und im Internet unter ▶ www.rki.de veröffentlicht.

15.1.2 Schutzimpfungsrichtlinie des Gemeinsamen Bundesausschusses (G-BA)

Die STIKO-Empfehlungen des RKI finden Aufnahme in die Schutzimpfungsrichtlinie des Gemeinsamen Bundesausschusses G-BA.

15.1.3 Unfallverhütungsvorschrift, Gesundheitsdienst (VBG 103)

Auszug aus VBG 103 § 4 Immunisierung »Unternehmer/innen haben sicherzustellen, dass die Beschäftigten über die für sie in Frage kommenden Maßnahmen zur Immunisierung bei Aufnahme der Tätigkeit und bei gegebener Veranlassung unterrichtet werden. Die im Einzelfall gebotenen Maßnahmen zur Immunisierung sind im Einvernehmen mit dem Arzt/der Ärztin der/die die arbeitsmedizinischen Vorsorgeuntersuchungen durchführt, festzulegen. Die Immunisierung ist für die Beschäftigten kostenlos zu ermöglichen. In der Unfallverhütungsvorschrift wird klargestellt, dass der Unternehmer/die Unternehmerin also Arzt oder Ärztin, die gebotenen Immunisierungsmaßnahmen festzulegen hat und die Beschäftigten in für sie verständlicher Form über die für sie in Frage kommenden Schutzimpfungen bereits bei Aufnahme der Tätigkeit informiert werden.«

15.1.4 Impfschutz von Beschäftigten im Gesundheitsdienst

Der Arbeitgeber ist verpflichtet, seinen Beschäftigten bei gegebener Infektionsgefährdung kostenlos eine Immunisierung anzubieten, sofern geeignete Impfstoffe zur Verfügung stehen. Diese Verpflichtung ergibt sich sowohl aus den Unfallverhütungsvorschriften sowie seit deren Inkrafttreten speziell auch aus der Biostoffverordnung (BioStoffV). Dabei ist eine Beurteilung darüber zu treffen, ob eine Gefährdung vorliegt, ob ggf. eine Immunität des Mitarbeiters gegen bestimmte Infektionserreger vorliegt und ob ein Impfschutz erforderlich ist. Als Orientierung dienen die Vorgaben der Berufsgenossenschaften, der Biostoffverordnung und der Empfehlungen der Ständigen Impfkommission des RKI (STIKO).

Wird die arbeitsmedizinische Impfung von den Arbeitnehmern abgelehnt, sollten Praxisinhaber dies dokumentieren und es sich vom Mitarbeiter schriftlich bestätigen lassen.

15.1.5 Beruflich bedingter Impfschutz des Personals

Notwendige Immunisierungsmaßnahmen für die Mitarbeiter, verbunden mit der dazugehörenden Aufklärung, gehören ebenso zu den Pflichten des Unternehmers (Praxisinhabers) wie die Veranlassung arbeitsmedizinischer Vorsorgeuntersuchungen.

Bei den arbeitsmedizinischen Impfstrategien geht es um einen Infektionsschutz, der speziell auf das Praxisteam ausgerichtet ist und in erster Linie der Vermeidung von Virusinfektionen dient. In der Praxis kann eine direkte Virustransmission durch Kontakt, Schmier- und Tröpfcheninfektionen entstehen. Ein Gefährdungspotenzial besteht für Mitarbeiter hauptsächlich im Patientenkontakt sowie durch die Arbeit im Labor.

Die STIKO definiert Berufsimpfungen als »Impfungen auf Grund eines erhöhten beruflichen Risikos z. B. nach Gefährdungsbeurteilung gemäß Arbeitsschutzgesetz/Biostoffverordnung/Verordnung zur arbeitsmedizinischen Vorsorge (ArbMedVV) und/oder zum Schutz Dritter im Rahmen der beruflichen Tätigkeit« sowie auch aus hygienischer Indikation.

Sämtliche Impfleistungen sind nach den Vorgaben der STIKO auch bei beruflich bedingten Impfungen zu erbringen. Aufgrund der Fürsorgeverpflichtung des Arbeitgebers für seine Mitarbeiter muss das Angebot an Impfungen umfassend und großzügig sein. Die Mitarbeiter einer Frauenarztpraxis einschließlich Ärzte müssen sich regelmäßig entsprechend G 42 untersuchen lassen (arbeitsmedizinische Vorsorge).

■ **Impfungen unter arbeitsmedizinischem Aspekt**

Impfungen, die unter arbeitsmedizinischem Aspekt von allgemeiner Bedeutung und im Rahmen arbeitsmedizinischer Vorsorgeuntersuchungen besonders zu berücksichtigen sind, zeigt ◘ Tab. 15.1 der STIKO. Sie fasst Angaben zusammen, die für das medizinische Personal relevant sind. Speziellere und allgemeinere Angaben für das Laborpersonal sowie andere Berufe und andere Bereiche wurden teilweise ausgelassen.

> **Hinweis**
>
> Den Beschäftigten sind im Rahmen der arbeitsmedizinischen Vorsorge durch den beauftragten Arzt Impfungen anzubieten, sofern das Risiko einer Infektion tätigkeitsbedingt und im Vergleich zur Allgemeinbevölkerung erhöht ist und nicht bereits ein ausreichender Immunschutz besteht (ArbMedVV § 6 [2]). Die Kosten sind vom Arbeitgeber zu tragen.
>
> Unabhängig von einer durch den Arbeitgeber anzubietenden Impfung sollte im Interesse des öffentlichen Gesundheitsschutzes entsprechend den Impfempfehlungen der Ständigen Impfkommission am Robert Koch-Institut (STIKO) ein vollständiger, altersgemäßer und ausreichender Impfschutz gegeben sein.
>
> Insbesondere die jährliche Grippeschutzimpfung wird zum Schutz der Patienten und des Personals empfohlen.

15.1.6 Empfehlung A2: Impfungen des ärztlich/pflegerisch tätigen Personals mit beruflichen Kontakten zu Schwangeren

■ **S2k-Leitlinie Labordiagnostik schwangerschaftsrelevanter Virusinfektionen (AWMF 2014b, Registernummer 0093/001)**

»Personengruppen, die beruflich Kontakt zu Schwangeren und/oder Neugeborenen haben (Ärzte/Ärztinnen, Pfleger/Pflegerinnen, Medizinische Fachangestellte, Hebammen, etc.), müssen einen Immunschutz gegen Masern, Mumps, Röteln, Hepatitis B, saisonale Influenza und Windpocken aufweisen. Der Immunschutz

◪ Tab. 15.1   Impfungen für das medizinische Personal gemäß den Empfehlungen der Ständigen Impf-kommission (STIKO) am Robert-Koch-Institut (Stand 2017/2018)

Impfung gegen	Indikation
Hepatitis A und Hepatitis B	Gesundheitsdienst (inkl. Küche, Labor, technischer und Reinigungs- bzw. Rettungs-dienst, psychiatrische und Fürsorgeeinrichtungen, Behindertenwerkstätten, Asylbe-werberheime). Durch Kontakt mit möglicherweise infektiösem Stuhl Gefährdete inkl. auszubildender Studenten. Personen mit erhöhtem beruflichem Expositionsrisiko, z. B. expositionsgefährdetes Personal in medizinischen Einrichtungen.
Influenza	Personen mit erhöhter Gefährdung, z. B. medizinisches Personal, Personen in Einrich-tungen mit umfangreichem Publikumsverkehr sowie Personen, die als mögliche Infek-tionsquelle für von ihnen betreute ungeimpfte Risikopersonen fungieren können.
Masern	Im Gesundheitsdienst oder bei der Betreuung von immundefizienten bzw. -suppri-mierten Personen oder in Gemeinschaftseinrichtungen Tätige: nach 1970 Geborene mit unklarem Impfstatus ohne Impfung oder mit nur einer Impfung in der Kindheit.
Meningokokken-Infektionen	Gefährdetes Laborpersonal (bei Arbeiten mit dem Risiko eines *N.-meningitides*-Aerosols).
Mumps	Nach 1970 Geborene mit unklarem Impfstatus, ohne Impfung oder mit nur einer Imp-fung in der Kindheit, die in Gesundheitsdienstberufen in der unmittelbaren Patienten-versorgung, in Gemeinschaftseinrichtungen tätig sind.
Pertussis	Sofern in den letzten 10 Jahren keine Pertussis-Impfung stattgefunden hat, sollte Personal im Gesundheitsdienst sowie in Gemeinschaftseinrichtungen 1 Dosis Pertussis-Impfstoff erhalten.
Poliomyelitis	Medizinisches Personal, das engen Kontakt zu Erkrankten haben kann. Personal in Laboren mit Poliomyelitis-Risiko.
Röteln	Ungeimpfte Personen oder Personen mit unklarem Impfstatus in Einrichtungen der Pädiatrie, der Geburtshilfe und der Schwangerenbetreuung oder in Gemeinschafts-einrichtungen.
Tetanus	Alle Personen bei fehlender oder unvollständiger Grundimmunisierung. Impfung alle 10 Jahre.
Varizellen	Seronegatives Personal im Gesundheitsdienst, insbesondere in den Bereichen Pädiatrie, Onkologie, Gynäkologie/Geburtshilfe, Intensivmedizin und im Bereich der Betreuung von Immundefizienten sowie bei Neueinstellungen in Gemeinschaftsein-richtungen für das Vorschulalter.

15

soll im Rahmen der arbeitsmedizinischen Vorsorgeuntersuchungen durchgeführt und dokumentiert werden. Personen, die keinen dokumentierten Immunschutz besitzen, wird eine Impfung angeboten. Auf die Risiken bezüg-lich einer Infektionsübertragung auf Schwan-gere, die sich durch den fehlenden Immunschutz ergeben, muss hingewiesen werden.«

Begründung der Empfehlung Vermeidung einer Übertragung der genannten Virus-infektionen auf Schwangere und/oder Neugeborene durch das medizinisch tätige Personal.

■ **Passive Immunisierung/Postexpositions-prophylaxe**

Die Beschäftigten in der Frauenarztpra-xis müssen auch über Maßnahmen einer Immunprophylaxe informiert sein, um im Fall einer vermuteten Virusinokulation nichtimmuner Personen entsprechende Vor-kehrungen der passiven oder passiv-aktiven Postexpositionsprophylaxe treffen zu können.

Die passive Immunisierung kann therapeutisch bei bestehender Erkrankung oder prophylaktisch zum Abfangen von Erregern nur kurze Zeit vor oder nach einer Exposition durchgeführt werden. Die dabei eingesetzten Immunglobuline sind polyvalente Humanglobuline, also normale Standardimmunglobuline, oder spezifische Immunglobuline aus Humanseren mit hohem Gehalt an Antikörpern einer bestimmten Spezifität (▣ Tab. 15.2).

Die Simultanprophylaxe besteht in einer Kombinationsimpfung, bei der bereits mit der ersten Impfstoffapplikation das entsprechende spezielle Immunglobulinpräparat injiziert wird. Mit dieser gleichzeitigen aktiven und passiven Immunisierung erfolgt die Überbrückung des schutzlosen Intervalls von ca. 2 Wochen, bis aufgrund der aktiven Immunisierung schützende Antikörper gebildet werden.

Beispiel (▣ Tab. 15.3)

▣ Tab. 15.2 Passive Immunisierung gegen Virusinfektionen in der Schwangerschaft (Neumann 2010)

Virus	Späteste Immunprophylaxe mit i.v.-Präparaten	
Hepatitis A	14. Tag	Spezifisches HAV-Immunglobulin
Hepatitis B	Sofort	Spezifisches HBV-Immunglobulin
Masern	4. Tag	Standardimmunglobulin
Mumps	Sofort	Standardimmunglobulin
Röteln	3. Tag	Standardimmunglobulin
Varizella Zoster	4. Tag	Varizella-Zoster-spezifisches Immunglobulin
Zytomegalie	1. Tag	Spezifisches CMV-Immunglobulin

HAV Hepatitis-A-Virus, *HBV* Hepatitis-B-Virus, *CMV* Zytomegalievirus.

▣ Tab. 15.3 Postexpositionelle Tetanus-Simultanprophylaxe im Verletzungsfall (STIKO-Liste 2017)

Vorgeschichte der Tetanusimmunisierung (Anzahl der Impfungen)	Saubere geringfügige Wunden		Alle anderen Wunden[a]	
	DTaP/Tdap[b]	TIG[c]	DTaP/Tdap[b]	TIG[c]
Unbekannt oder keine	Ja	Nein	Ja	Ja
1	Ja	Nein	Ja	Ja
2	Ja	Nein	Ja	Nein[d]
3 oder mehr	Nein[f]	Nein	Nein[e]	Nein[f]

[a] Tiefe und/oder verschmutzte (mit Staub, Erde, Speichel, Stuhl kontaminierte) Wunden, Verletzungen mit Gewebszertrümmerung und reduzierter Sauerstoffversorgung oder Eindringen von Fremdkörpern (z. B. Quetsch-, Riss-, Biss-, Stich-, Schusswunden): schwere Verbrennungen und Erfrierungen, Gewebsnekrosen, septische Aborte.
[b] Kinder < 6 Jahre erhalten einen Kombinationsimpfstoff mit DTaP, ältere Kinder Tdap (d. h. Tetanus-Diphtherie-Impfstoff mit verringertem Diphtherietoxoid-Gehalt und verringerter azellularer Pertussis-Komponente). Erwachsene erhalten ebenfalls Tdap, wenn sie noch keine Tdap-Impfung im Erwachsenenalter (≥ 18 Jahre) erhalten haben oder sofern eine aktuelle Indikation für eine Pertussis-Impfung besteht.
[c] *TIG* Tetanus-Immunglobulin, i. Allg. werden 250 IE verabreicht, die Dosis kann auf 500 IE erhöht werden; TIG wird simultan mit DTaP/Tdap-Impfstoff angewendet.
[d] Ja, wenn die Verletzung länger als 24 h zurückliegt.
[e] Ja (1 Dosis), wenn seit der letzten Impfung mehr als 5 Jahre vergangen sind.
[f] Ja (1 Dosis), wenn seit der letzten Impfung mehr als 10 Jahre vergangen sind

15.2 Impfungen in der Frauenarztpraxis

Der Impfschutz gehört zu den wirksamsten Maßnahmen der primären Prävention von Infektionserkrankungen, nicht nur für Einzelpersonen, sondern auch für die Gesamtbevölkerung. Um einen umfassenden präventiven Schutz vor impfpräventablen Erkrankungen zu erzielen, sind Durchimpfungsraten von 90 % erforderlich (Herdenimmunität).

Frauenärzte leisten mit der Impfberatung und Durchführung der Impfungen einen wichtigen Beitrag zur Präventivmedizin. Ihr Versorgungsauftrag besteht darin, die Vorteile von Impfungen zu vermitteln und selbst umfassend geimpft zu sein, um ihre eigene Gesundheit und die ihrer Patienten zu schützen.

Aus frauenärztlicher Sicht gibt es im Hinblick auf den Impfschutz in jeder Lebensphase besondere Versorgungsziele:

- Es kann ein Schutz vor sexuell übertragbaren Krankheiten beim Teenager ebenso wie bei der erwachsenen Frau erreicht werden.
- Mit der Impfung im Vorfeld einer Schwangerschaft werden impfpräventable Infektionen der Schwangeren und Neugeborenen vermieden.
- Zudem ist es möglich geworden, durch die Impfung einen Schutz vor dem hepatozellulären Karzinom sowie von HPV-assoziierten Neoplasien zu bewirken.

Unter diesem Aspekt sind auch Frauenärzte gefordert, im Kontakt mit ihren Patientinnen Impflücken aufzudecken und dafür Sorge zu tragen, dass notwendige Auffrischungsimpfungen auf der Basis der Impfempfehlungen der STIKO durchgeführt werden (Neumann 2002; ◘ Abb. 15.1).

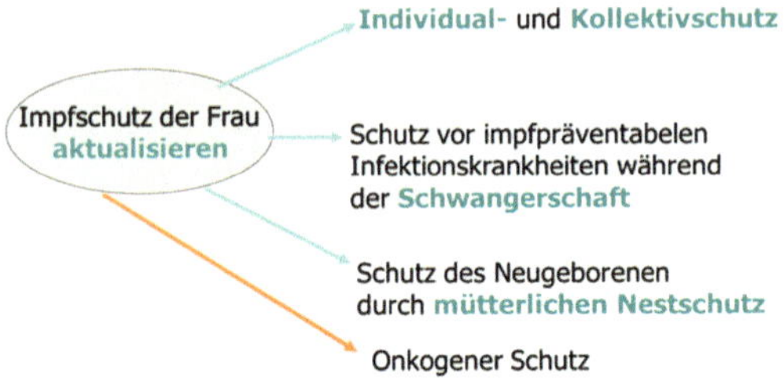

◘ **Abb. 15.1** Impfschutz der Frau (Neumann 2002)

Mit der Durchführung von Schutzimpfungen werden insgesamt drei unmittelbare Ziele angestrebt:

- **Individualschutz**: Schutz der einzelnen Personen gegen die impfpräventable Infektionskrankheit.
- **Kollektivschutz:** Anhebung der Populationsimmunität, sodass der Infektionserreger nicht mehr in der Bevölkerung zirkulieren kann.
- **Partieller Immunschutz des Feten und Neugeborenen, Leihimmunität/Nestschutz:** Partieller Immunschutz des Feten und der Neugeborenen durch transplazentaren Antikörpertransfer.

Nestschutz

- Ein ausreichender Nestschutz besteht gegen:
  - Masern, Mumps, Röteln, Varizellen, Hepatitis A, Hepatitis B
  - Diphtherie und Tetanus nur nach Impfung
- Kein Nestschutz besteht gegen:
  - Pertussis, *Haemophilus influenzae* Typ b (HIB), Pneumokokken und Meningokokken
  - Diphtherie und Tetanus nach Erkrankung
- Die Wirksamkeit eines Nestschutzes gegen Poliomyelitis wird kontrovers diskutiert

Für die Durchführung von Impfungen in der gynäkologischen Praxis ergeben sich Einflussmöglichkeiten besonders im Zusammenhang mit

- Jugendgesundheitsberatung,
- Beratung zur Schwangerschaftsverhütung,
- präkonzeptioneller Beratung,
- reproduktionsmedizinischen Maßnahmen,
- Vorsorgeuntersuchungen gesunder Frauen.

Frauenärzte konzentrieren sich bei der Impfung ihrer Patientinnen insbesondere auf folgende Zielstellungen:

> **Ziele der Impfungen in der Frauenarztpraxis**
> - Komplettierung aller fehlenden Standardimpfungen
> - Beachtung von Umgebungsimpfungen
>   - Partner
>   - Familienangehörige
>   - Haushaltskontaktpersonen
>   - Praxispersonal
> - Impfungen von Frauen mit Kinderwunsch (präkonzeptionell)
> - Indikationsimpfungen in der Schwangerschaft

15.2.1 Impfung von Frauen mit Kinderwunsch

Im Zusammenhang mit der präkonzeptionellen Impfberatung sind generell folgende Impfempfehlungen zu berücksichtigen:

- **Präkonzeptionelle Impfempfehlungen – Komplettierung aller fehlenden Standardimpfungen**

Pertussis Alle Kinderwunschpaare und Kontaktpersonen durch Impfung vor Pertussis schützen!

Röteln Überprüfung der Rötelnimmunität (Nachweis von 2 Impfungen: Immunität vorhanden). Bei zweimal Geimpften: keine Antikörperkontrolle notwendig.

Varizellen Überprüfung der Varizellenimmunität. Zweimal geimpft, sonst IgG-Kontrolle. Seronegative Frauen mit Kinderwunsch sind zu impfen.

Hepatitis B Überprüfung des Hepatitis-B-Schutzes (ggf. Nachholung der Hepatitis-B-Impfung).

Influenza Saisonale Influenza-Impfung.

> **Überprüfung des Immun- und Impfstatus**
> - **Überprüfung des Impfstatus** (Impfbuchkontrolle)
>   - Ggf. Durchführung von Grundimmunisierungen, Auffrischimpfungen (STIKO-Empfehlung)
>   - Impfungen gegen Tetanus, Diphtherie, Poliomyelitis, Hepatitis B, Masern, Mumps, Röteln, Varizellen, Influenza, Pertussis
> - **Überprüfung des Immunstatus**
>   - Virusantikörpertestung: Röteln, Hepatitis B, Varizellen

15.2.2 Impfung von Frauen in der Schwangerschaft

> ❯ Die Zeit der Schwangerschaft sollte nicht dazu genutzt werden, alle Impfversäumnisse der Vergangenheit nachzuholen. Impfungen in diesem Zeitraum sind Indikationsimpfungen.

Im 1. Trimenon der Schwangerschaft sollte möglichst auf Impfungen verzichtet werden, damit Fehlbildungen oder der Verlust der Schwangerschaft nicht fälschlicherweise der Impfung angelastet werden.

Für Impfungen in der Schwangerschaft sind neben den allgemeinen Kontraindikationen besondere Einschränkungen zu beachten. Impfungen mit attenuierten viralen oder bakteriellen Lebendimpfstoffen gelten in der Schwangerschaft als kontraindiziert. Impfungen mit Toxoiden, Totimpfstoffen oder rekombinanten Impfstoffen können in der Regel auch bei Schwangeren durchgeführt werden.

Bei einer Krankheitsexposition kann in allen Stadien der Schwangerschaft eine passive Immunisierung mit Immunglobulinen bzw. eine Simultanimpfung erfolgen.

Im Hinblick auf einen sicheren wirksamen Schutz vor einer Fruchtschädigung oder einer Erkrankung wird der Nutzen einer passiven Immunisierung im Einzelnen unterschiedlich bewertet.

> **Empfehlungen zur Impfung in der Schwangerschaft**
> - Jede Schwangere ab dem 2. Trimenon gegen Influenza impfen (ggf. früher)
> - Fehlenden Tetanusschutz auffrischen
> - Ungeschützte Schwangere nach der Geburt gegen Pertussis impfen
> - Alle Kontaktpersonen des Neugeborenen gegen Pertussis impfen
> - Hepatitis-B-Impfung vervollständigen
> - Fehlender Hepatitis-B-Schutz: Impfung im 2. Trimenon
> - HBs-Ag-Status überprüfen

> Während der Schwangerschaft sollte so wenig wie möglich, jedoch so viel wie nötig geimpft werden. Strenge Indikationsstellung. Totimpfstoffe können in der Regel appliziert werden. Lebendimpfstoffe sind kontraindiziert (falls es dennoch zur Impfung mit Lebendimpfstoffen gekommen ist, besteht keine Abruptio-Indikation).

- Impfung während der Schwangerschaft möglich:
    - Diphtherie, FSME, Hepatitis A, Hepatitis B, Influenza, Meningokokken, Pneumokokken, Poliomyelitis, Tetanus, Tollwut, Typhus (oral, parenteral)
- Impfung während der Schwangerschaft **kontraindiziert**:
    - Masern, Mumps, Röteln, Varizellen
    - Pertussis-Impfung vermeiden

15.3 Die Impfleistung des Arztes

Die Impfleistung des Arztes umfasst neben der Impfung:
- Informationen über den Nutzen der Impfung und die zu verhütende Krankheit,
- Hinweise auf mögliche unerwünschte Arzneimittelwirkungen und Komplikationen,
- Erheben der Anamnese und der Impfanamnese einschließlich der Befragung über das Vorliegen möglicher Kontraindikationen,
- Feststellen der aktuellen Befindlichkeit zum Ausschluss akuter Erkrankungen,
- Empfehlungen über Verhaltensmaßnahmen im Anschluss an die Impfung,
- Aufklärung über Beginn und Dauer der Schutzwirkung,
- Hinweise zu Auffrischungsimpfungen,
- Dokumentation der Impfung im Impfausweis bzw. Ausstellen einer Impfbescheinigung.

- **Aufklärungspflicht vor Schutzimpfungen (STIKO 2017)**

Die Aufklärungspflichten des behandelnden Arztes gegenüber dem Patienten bzw. der zu impfenden Person sind im Patientenrechtegesetz geregelt und erfolgen gemäß § 630e Abs. 2 Nr. 1 des BGB.

Der Aufklärungsumfang umfasst folgende Punkte:
- Die zu verhütende Krankheit und deren Behandlungsmöglichkeiten,

- den Nutzen der Impfung,
- die Kontraindikationen,
- die Durchführung der Impfung,
- den Beginn und die Dauer des Impfschutzes,
- das Verhalten nach der Impfung,
- mögliche unerwünschte Arzneimittelwirkungen und Impfkomplikationen,
- die Notwendigkeit von und die Termine für Folge- und Auffrischungsimpfungen.

■ **Impfkalender zu den Standardimpfungen**

Für die Frauenärzte, die in ihrer Praxis Standardimpfungen durchführen, ist die Kenntnis der aktuellen Impfempfehlungen der STIKO sowohl für die Impfberatung als auch für die Impfdurchführung besonders wichtig. Die STIKO-Empfehlungen umfassen den Impfkalender für Säuglinge, Kinder und Jugendliche sowie Tabellen für die Indikations- und Auffrischimpfungen von Erwachsenen (◘ Abb. 15.2).

Impfung	Alter in Wochen	Alter in Monaten					Alter in Jahren					
	6	2	3	4	11–14	15–23	2–4	5–6	9–14	15–17	ab 18	ab 60
Tetanus		G1	G2	G3	G4	N	N	A1	A2		A (ggf. N) [e]	
Diphtherie		G1	G2	G3	G4	N	N	A1	A2		A (ggf. N) [e]	
Pertussis		G1	G2	G3	G4	N	N	A1	A2		A (ggf. N) [e]	
Hib *H. influenzae* Typ b		G1	G2 [c]	G3	G4	N	N					
Poliomyelitis		G1	G2 [c]	G3	G4	N	N		A1		ggf. N	
Hepatitis B		G1	G2 [c]	G3	G4	N	N					
Pneumokokken[a]		G1		G2	G3	N						S [g]
Rotaviren	G1 [b]	G2	(G3)									
Meningokokken C					G1 (ab 12 Monaten)		N					
Masern					G1	G2	N				S [f]	
Mumps, Röteln					G1	G2	N					
Varizellen					G1	G2	N					
Influenza												S (jährlich)
HPV Humane Papillomviren									G1 [d] G2 [d]	N [d]		

Abb. 15.2 Impfkalender (Standardimpfungen) für Säuglinge, Kinder, Jugendliche und Erwachsene. *G* Grundimmunisierung (in bis zu 4 Teilimpfungen G1–G4), *A* Auffrischimpfung, *S* Standardimpfung, *N* Nachholimpfung (Grund- bzw. Erstimmunisierung aller noch nicht Geimpften bzw. Komplettierung einer unvollständigen Impfserie). [a] Frühgeborene erhalten eine zusätzliche Impfstoffdosis im Alter von 3 Monaten, d. h. insgesamt 4 Dosen. [b] Die 1. Impfung sollte bereits ab dem Alter von 6 Wochen erfolgen, je nach verwendetem Impfstoff sind 2 bzw. 3 Dosen im Abstand von mindestens 4 Wochen erforderlich. [c] Bei Anwendung eines monovalenten Impfstoffs kann diese Dosis entfallen. [d] Standardimpfung für Mädchen im Alter von 9–14 Jahren mit 2 Dosen im Abstand von 5 Monaten, bei Nachholimpfung beginnend im Alter > 14 Jahre oder bei einem Impfabstand von < 5 Monaten, zwischen 1. und 2. Dosis ist eine 3. Dosis erforderlich (Fachinformation beachten). [e] Td-Auffrischimpfung alle 10 Jahre. Die nächste fällige Td-Impfung einmalig als Tdap- bzw. bei entsprechender Indikation als Tdap-IPV-Kombinationsimpfung. [f] Einmalige Impfung mit einem MMR-Impfstoff für alle nach 1970 geborenen Personen ≥ 18 Jahre mit unklarem Impfstatus, ohne Impfung oder mit nur einer Impfung in der Kindheit. [g] Impfung mit dem 23-valenten Polysaccharid-Impfstoff. (Auszug: STIKO 2017)

Sexuelle Gesundheit – Sexualhygiene

© Springer-Verlag GmbH Deutschland, ein Teil von Springer Nature 2018
G. Neumann, N. T. Mutters, *Hygiene und Infektionsprävention in der Frauenarztpraxis*,
https://doi.org/10.1007/978-3-662-56367-0_16

16.1 Definition der sexuellen Gesundheit

Sexuelle Gesundheit ist untrennbar mit Gesundheit insgesamt, mit Wohlbefinden und Lebensqualität verbunden. Gemäß der WHO-Definition ist sie ein Zustand des körperlichen, emotionalen, mentalen und sozialen Wohlbefindens in Bezug auf die Sexualität und nicht nur auf das Fehlen von Krankheit, Funktionsstörungen oder Gebrechen bezogen. Sexuelle Gesundheit setzt eine positive und respektvolle Haltung zur Sexualität und zu sexuellen Beziehungen voraus sowie die Möglichkeit, angenehme und sichere sexuelle Erfahrungen zu machen (▶ http://www.dstig.de/sexuelle-gesundheit.html, letzter Zugriff am 28.2.2018). Die Sexualität des Menschen ist auf Partnerschaft gerichtet und wird von der Individualität des potenziellen Partners entscheidend bestimmt. Sie ist als ein sehr komplexes Geschehen zu betrachten, das in Abhängigkeit von kognitiven Prozessen, neurophysiologischen und biochemischen Mechanismen und einer individuellen psychischen Verarbeitung stark variieren kann (Ahrend u. Friedrich 2013).

In der gynäkologischen Praxis stehen im Mittelpunkt sexueller Probleme Funktionsstörungen, die durch körperliche, psychische und partnerschaftliche Einflussfaktoren hervorgerufen werden.

16.2 Systematische Sexualhygiene

Zu den gesundheitlichen Aspekten der Sexualität und im Zusammenhang mit der Prävention von Störungen der Sexualfunktion zählen auch die Vermittlung von Maßnahmen und Methoden zur systematischen Sexualhygiene. Es gehören dazu die Aufklärung über deren Notwendigkeit, deren Grundlagen und die Möglichkeiten, die sich für den Einzelnen aus einer Vielzahl von Maßnahmen ergeben.

Methoden und Maßnahmen zur systematischen Sexualhygiene
- Empfängnisverhütung
- Schutz vor einer Infektion mit sexuell übertragbaren Krankheiten
- Geschlechtsverkehr und Safer Sex
- Hygienisches Handeln bei Sextoys
- Maßnahmen zur Körperpflege und Genitalhygiene

16.3 Empfängnisverhütung

Im Rahmen einer verantwortungsbewussten Lebensführung und Lebensplanung spielt die Empfängnisregelung eine entscheidende Rolle im Leben einer Frau bzw. eines Paares. Die Frauen müssen im Beratungsgespräch über die Empfängnisverhütung so informiert werden, dass sie sich für die Verhütungsmethode entscheiden können, die ihren Bedürfnissen entgegenkommt und ihren gesundheitlichen Status berücksichtigt.

Der Einfluss der Kontrazeptiva auf das Sexualleben ist ein wichtiger Faktor bei der Wahl der kontrazeptiven Methode. Eine zuverlässige hormonale Kontrazeption ist die Basis dafür, dass Sexualität angstfrei und entspannt gestaltet, erlebt und genossen werden kann (Ahrendt u. Friedrich 201; Elaut 2012).

Die zur Verfügung stehenden Methoden sind vielfältig, und fast immer lässt sich eine persönlich passende Möglichkeit der Empfängnisverhütung finden. Je nach persönlicher Lebenssituation ist die »Methode der Wahl« immer eine individuelle Entscheidung.

Eine bundesweite Umfrage bei über 1000 Frauenärzten in Deutschland hat ergeben, dass etwa 7 Mio. Frauen in Deutschland derzeit mit oralen hormonhaltigen Kontrazeptiva verhüten. 56 % der Frauen wenden eine kombinierte orale Kontrazeption an, und 5 % nehmen reine Gestagenpräparate ein (Daten der TANKO-Studie – *Think About Needs in Contraception*; Oppelt et al. 2017). Zunehmendes

Interesse besteht bei vielen Frauen insbesondere an einer Langzeitverhütung, was wohl hauptsächlich auf die veränderte Familienplanung zurückzuführen ist. Das Alter der Mütter, die ihr erstes Kind erwarten, steigt kontinuierlich an und beträgt gegenwärtig im Durchschnitt etwa 30 Jahre (Reisdorf 2017).

Die Anwendung hormonhaltiger Intrauterinsysteme bietet verhaltensunabhängig eine sichere Verhütung für 3–5 Jahre.

> **Hinweis**
>
> Bei der Beratung zur Empfängnisregelung muss vor dem Hintergrund des individuellen Profils immer der Gesamtnutzen des jeweiligen Kontrazeptivums Berücksichtigung finden. Patientinnen, die Kontrazeptiva verwenden, müssen sich bewusst sein, dass sie gegen sexuell übertragbare Infektionen (STI) nicht geschützt sind. Die Kontrazeptiva werden, abgesehen vom Kondom, ausschließlich von Frauen angewendet. Fast alle Methoden haben Auswirkungen auf das Risiko einer Ansteckung sowie auf den Verlauf von STI.

> **Bis auf das Kondom, die natürliche Familienplanung und die sonstigen Barrieremethoden zeichnen sich die Kontrazeptionsmethoden durch eine hohe Sicherheit aus.**

Einen Überblick über die Methoden der Empfängnisverhütung gibt die folgende Übersicht:

Kontrazeptionsmethoden

Hormonell:
- Oral:
  - Gestagen-Monopräparat
  - Kombinationspräparat
    - mit Ethinylestradiol
    - mit 17β-Estradiol
- Nichtoral:
  - Nur Gestagen
  - Implantat
  - Intrauterinpessar
  - Injektion
- Kombination
  - Vaginalring
  - Pflaster

Nichthormonell:
- Intrauterinpessar
- Sterilisation
- Unsichere Methoden:
  - Kondom
  - Diaphragma
  - Coitus interruptus
  - u. a.

16.3.1 Hormonale Kontrazeption

Hormonale Kontrazeptiva beeinflussen in vielfältiger Weise die Sexualität. Zu den wesentlichen Faktoren zählen:
- Zusammensetzung der hormonalen Kontrazeptiva (reines Gestagenpräparat, Östrogen-Gestagen-Kombinationspräparat),
- Art des Östrogens und des Gestagens mit den jeweiligen individuellen Partialeigenschaften und der Stärke der Beeinflussung des SHBG-Spiegels (sexualhormonbindendes Globulin),
- Applikationsart (oral, vaginal, intrauterin, subdermal),
- Anwendungsart (rhythmische Anwendung, Langzeitzyklus–Langzeitanwendung).

Die orale Kontrazeption erfolgt unter ärztlicher Kontrolle; möglichst jährlich Durchführung einer 3-monatigen Unterbrechung (spätestens aber nach 3 Jahren). Nach Schwangerschaften die erste spontane Periode abwarten, bis mit der hormonalen Kontrazeption erneut begonnen wird.

> **Vor dem 16. Lebensjahr ist die Einnahme der Pille sowohl unter dem Gesichtspunkt der psychischen als auch der physischen Unreife bedenklich.**

Alleinige Verabreichung von Östrogen Hohe Östrogendosen vermögen nach erfolgter Empfängnis die Einnistung des befruchteten Eies zu stören (Einsatz als »Pille danach«, *morning after pill*). Bis höchstens 72 h nach dem Verkehr werden 5 Tage lang hochdosierte Östrogenmengen verabreicht. Danach kommt es innerhalb von 4 Tagen zu einer verstärkten Abbruchblutung mit Ausstoßung der Frucht. Diese Methode sollte nur in Ausnahmefällen (z. B. Vergewaltigung) angewendet werden.

Alleinige Verabreichung von Gestagenen Die Dreimonatsspritze ist ein hormonelles Verhütungsmittel, das nur Gestagen (Medroxyprogesteronacetat) enthält. Es wird als Depotpräparat alle 3 Monate intramuskulär (Gesäß oder Oberarm) injiziert Die Dreimonatsspritze gilt als sicheres Verhütungsmittel Der Pearl-Index beträgt 0,3–1,4.

- **Vaginales Freisetzungssystem – Nuva-Ring**
Der Nuva-Ring verhindert die Ovulation durch Freisetzung der Hormone Ethanogestrel und Ethinylestradiol. Der Kunststoffring wird intravaginal appliziert und nach 3 Wochen wieder entfernt. An den folgenden 7 Tagen ohne Ring kommt es zu einer menstruationsähnlichen Blutung.

Die Anwendung eines Vaginalrings zur hormonalen Kontrazeption ergibt neben einer hohen kontrazeptiven Sicherheit und Zyklusstabilität auch positive Effekte auf die Sexualität (sexuelle Appetenz, sexuelle Erregung und Befriedigung der Frauen und auch ihrer Partner).

16.3.2 Mechanische Methoden

Die mechanischen Methoden zur Verhütung einer Schwangerschaft beruhen darauf, dass das Eintreten von Spermien in den Uterus verhindert wird und diese somit die befruchtungsfähige Eizelle nicht erreichen (◙ Tab. 16.1).

Kondom

Kondom und Femidom sind derzeit die einzigen Verhütungsmittel, die auch vor sexuell übertragbaren Krankheiten wie z. B. HIV-Infektionen (AIDS), Gonorrhö oder Syphilis einen relativen Schutz bieten; sie sollten deshalb unabhängig von anderen Verhütungsmitteln zusätzlich verwendet werden, wenn diesbezüglich ein Schutzbedürfnis besteht. Die Grenzen der Kondom-Schutzwirkung zeigt ◙ Tab. 16.2.

In Verbindung mit Kondomen ist die Anwendung von fetthaltigen Gleitmitteln wie Vaseline, Körperlotion oder Massageöl zu vermeiden. Diese können das Latex porös machen. Empfehlenswert ist die Anwendung von wasserlöslichen Gleitmitteln.

> **Die Kondomentsorgung erfolgt über den Hausmüll, auf keinen Fall durch die Toilette.**

16

◙ **Tab. 16.1** Mechanische Schwangerschaftsverhütungsmethoden

Verhütungsmittel	Zusammensetzung
Kondom für den Mann	Kondomhülle meist aus Latex
Femidom – Kondom für die Frau	Schutzhülle aus Polyurethan
Diaphragma	Barriere im Scheidengewölbe durch runden flexiblen Federring, der mit Silikon überspannt ist
Portiokappe, Verschluss der Zervix	Aus Latex oder Silikon
Verhütungsschwamm, wird vor dem Verkehr in die Scheide eingeführt und vor der Portio platziert	Kleiner Schwamm aus Polyurethanschaum, der mit einem Spermizid getränkt ist

⬛ **Tab. 16.2**	Effizienz des Kondomeinsatzes
Effizient	Bakterielle Vaginose, Kandidose, Trichomoniasis, *Chlamydia-trachomatis*-Zervizitis/Endometritis, gonorrhoische und nichtgonorrhoische Urethritis, Syphilis, HIV
Wenig effizient	Herpes genitalis, HPV
Nicht effizient	Filzläuse, Genitalmilben

Femidom

Femidom ist ein weiches, aus einem hochwertigen Nitril-Kunststoff bestehendes Futteral, das die Innenwand der Vagina auskleidet Es hat an jedem Ende einen weichen Ring. Der Ring am geschlossenen Ende dient zum Einführen des Femidoms und sorgt dafür, dass es auch während des Intimverkehrs richtig sitzt. Der äußere Ring bleibt außerhalb der Vagina und bedeckt die Labien.

Das Femidom bildet eine effektive Sperre gegen Mikroorganismen mit einer Zuverlässigkeit von 95 %, wenn es dauerhaft und korrekt angewendet wird. Bei einer nur gelegentlichen Anwendung besteht nur eine Zuverlässigkeit von 82–75 %.

Das Kontrazeptivum wird vor dem Geschlechtsverkehr mit den Fingern in die Vagina eingeführt, ähnlich einem Tampon ohne Applikator. Es ist wichtig, auch darauf zu achten, dass genügend Gleitmittel verwendet wird, damit das Femidom während des Sexualverkehrs an seinem Platz bleibt.

Zur Entfernung wird das Femidom an seinem äußeren Ring gedreht und dann vorsichtig herausgezogen.

> **Das Femidom sollte in den Müll entsorgt und nicht in die Toilette gegeben werden.**

Diaphragma – Verhütungsgele und -cremes

Das Diaphragma besteht aus einem runden flexiblen Federring, der mit Silikon überspannt ist. Es muss den Muttermund komplett bedecken und fest sitzen. Nach jedem Einsetzen ist der richtige Sitz nachzuprüfen.

> **Das Diaphragma sollte mit spermizidhaltigen Produkten eines Verhütungsgels oder einer Verhütungscreme benutzt werden, da es sonst nicht ausreichend vor einer Schwangerschaft schützt.**

Für Frauen, die künstliche Spermizide nicht vertragen oder anwenden wollen, gibt es Produkte auf Zitronensäure- oder Milchsäurebasis. Hierbei wird der pH-Wert der Scheidenflüssigkeit so weit gesenkt, dass, zusammen mit der Zähigkeit des Gels, die Spermien unbeweglich werden. Wird das Diaphragma gemeinsam mit spermizidfreien Gels angewendet, darf es höchstens eine halbe Stunde vor dem Geschlechtsverkehr eingeführt werden, da diese Produkte schneller ihre Wirksamkeit verlieren als spermizidhaltige Produkte. Über die Sicherheit von Produkten auf Milchsäure- oder Zitronensäurebasis gibt es derzeit keine Untersuchungen. Man geht aber davon aus, dass sie ähnlich sicher sind wie Gele mit Spermiziden.

Nach dem Geschlechtsverkehr muss das Diaphragma noch mindestens 6–8 h in der Vagina liegen bleiben, da die Spermien dort so lange überleben können. Nach spätestens 24 h sollte es wieder entfernt werden.

Nach der Benutzung wird das Diaphragma mit lauwarmem Wasser abgewaschen und gründlich abgetrocknet.

Verhütungsschwamm

Der Verhütungsschwamm enthält im Inneren ein Spermizid, er findet Verwendung als mechanische und chemische Methode der Kontrazeption. Der Schwamm wird in die Vagina eingeführt und auf der Portio platziert, der Pearl-Index wird mit 5–10 angegeben. Der Verhütungsschwamm bietet keinen Schutz vor sexuell übertragbaren Infektionen.

Pessar

- **Intrauterinpessar**

Intrauterinpessare (IUP) sind in U-, Y- oder T-Form ausgebildet. Wirkstoffzusammensetzung: Sie bestehen aus Kupfer, Silber, Polyethylen Bariumsulfat und Nylon, zudem werden Hormonspiralen eingesetzt.

Die Verwendung einer Gold-Kupfer-Legierung bei den sog. Gold-Spiralen oder Kupfer-Gold-Spiralen soll durch eine bakterien- und pilzhemmende Wirkung mittels der in Spuren gelösten Gold- und Kupferionen das Risiko für Infektionen und Entzündungen verringern.

Durch einen mikrogalvanischen Effekt bei den Gold-Kupfer-Legierungen sollen zudem Orientierungsfähigkeit und Beweglichkeit der Spermien herabgesetzt werden, sodass als Wirkprinzip nicht die Nidationshemmung, sondern die Verhinderung der Eibefruchtung angesehen wird.

Die Wirkung des Kupfers ist lokal begrenzt auf Gebärmutter, Eileiter und Zervix.

- **Hormonspirale**

Fast eine halbe Million Frauen in Deutschland wenden den Verhütungsring kontinuierlich an. Zahlreiche Studien wiesen nach, dass der Vaginalring sich positiv auf die sexuelle Appetenz, Erregung und Befriedigung der Frauen und auch ihres Partners auswirkt und dass eine hohe Compliance besteht (Ahrens u. Friedrich 2013).

Die Hormonspirale ist ein T-förmiges Intrauterinsystem, das mit dem Hormon Levonorgestrel ausgestattet ist. Das Hormondepot verhindert das Einnisten der befruchteten Eizelle in die Uterusschleimhaut. Es stehen in neuerer Zeit niedrigdosierte IUP mit Levonorgestrel zur Verfügung, die eine Langzeitwirksamkeit von bis zu 5 Jahren aufweisen.

Portiokappe

Die Portiokappe hat eine fingerhutähnliche Form und besteht aus Hartgummi, festerem Plastik oder Latex. Sie wird vor dem Geschlechtsverkehr mit dem vorderen Ende tief in die Vagina eingeführt und über die Portio gestülpt. Eine Anpassung der Portiokappe und regelmäßige Kontrollen durch den Frauenarzt sind notwendig, falsche Maße reduzieren die Sicherheit erheblich. Der Pearl-Index liegt bei ca. 6. Die Portiokappe bietet keinen Schutz vor sexuell übertragbaren Infektionen.

16.3.3 Chemische Verhütungsmittel

Chemische Verhütungsmittel sind als Tabletten, Suppositorien, Ovula, Cremes, Gelees und Schaumsprays verfügbar. Sie bilden in der Vagina einen zähen Schleim, der den Muttermund verschließt, und enthalten außerdem spermizid wirksame Stoffe. Bei richtiger Anwendung ist die kontrazeptive Sicherheit relativ hoch.

16.4 Safer Sex

Jede Art von sexuellem Kontakt oder sexueller Aktivität beinhaltet verschiedene Risiken, zu denen auch die Infektionsgefährdung durch Bakterien, Viren, Pilze und Parasiten gehören.

> **Beim Praktizieren von sexuellen Aktivitäten ist es daher in besonderem Maße notwendig, die Prinzipien eines Infektionsschutzes zu beachten und durch ein adäquates hygienisches Handeln die Infektionsgefahr mit Erregern der sexuell übertragbaren Infektionen (STI) zu verringern bzw. zu verhindern.**

Die Maßnahmen der Sexualhygiene verstehen sich unabhängig von Geschlecht und sexueller Orientierung, auch wenn sie je nach Art des Geschlechtsverkehrs und auch nach den persönlichen Vorstellungen und Voraussetzungen differieren können. Ein zentraler Punkt der sexualhygienischen Maßnahmen bezieht sich auf den geschützten Sexualverkehr (Safer Sex). Er repräsentiert ein verantwortungsvolles Verhalten und ist eine wirksame Methode, um beim Sexualverkehr eine Infektion z. B. mit HIV zu vermeiden sowie das Risiko einer Ansteckung mit anderen STI zu verringern.

> **Safer Sex bedeutet, sich stets so zu verhalten, dass Sperma, Scheidenflüssigkeit, Darmsekret, Blut oder Blutspuren (wie z. B. Menstruationsblut) nicht in den Körper der Partnerin bzw. des Partners gelangen und umgekehrt solche Körperflüssigkeiten nicht in den eigenen Körper aufzunehmen.**

Die Durchführung von Safer Sex dient der eigenen Gesunderhaltung, aber auch der der Partnerin oder des Partners. Er ist der beste Schutz vor einer Ansteckung mit sexuell übertragbaren Krankheiten – v. a. mit dem HI-Virus.

Hinweis

Richtlinien für Safer Sex vermitteln das Wissen um die Infektionswege und Symptome der verschiedenen Krankheiten. Sie enthalten ausführliche Informationen über die Möglichkeiten eines geschützten Sexlebens (BZGA 2010, ProFamilia, BZGA Risiko-Check, Forum online: ▶ https://www.forum.sexualaufklaerung.de).
   Die Bundeszentrale für gesundheitliche Aufklärung (BZgA) hat ein Online-Portal: ▶ www.liebesleben.de (zuletzt abgerufen am 11.2.2018) bereitgestellt, das im Zusammenhang mit der Patientenkommunikation auch über sexuell übertragbare Infektionen (STI) und Sexualität berichtet. Für Fachkräfte werden Informationen zur Sexualaufklärung und Präventionsarbeit in der ärztlichen Praxis vermittelt.

16.4.1 Schutzmaßnahmen im Rahmen von Safer Sex

Als wichtige Schutzmaßnahme im Rahmen von Safer Sex gilt die Verwendung von Kondomen. Es wird dadurch der Kontakt des Penis mit Vaginalsekret oder Blut vermieden und außerdem das Eindringen von Sperma oder Präejakulat in die Vagina verhindert. Kondome verringern nicht nur das Risiko einer Ansteckung beim Sexualverkehr, sondern sie schützen auch vor ungewollter Schwangerschaft und ungewollter Vaterschaft.

Bei der Kondomanwendung ist stets auf eine ausreichende Befeuchtung (Gleitgel) zu achten, um das Risiko eines Defekts zu verringern und die Beanspruchung des Gewebes zu begrenzen. Verletzungen und Irritationen können durch die Anwendung geeigneter Gleitmittel (geruchsfrei und auf Wasserbasis hergestellt, keine ölbasierten Mittel) verhindert werden. Kondome oder Dental-Dams (ein dünnes Quadrat aus Latex) kommen auch beim Oralverkehr zum Einsatz.

Safer Sex – wichtigste Maßnahmen
- Verwendung von Kondomen
- Die Harnblase ist nach dem Geschlechtsverkehr zu entleeren, um eventuell eingeschleppte Bakterien aus der Harnröhre zu spülen, zudem soll das äußere Genitale nach dem Verkehr mit lauwarmem Wasser gereinigt werden.
- Kontakt mit sichtbar veränderten Hautstellen wie Bläschen oder Warzen vermeiden. Bläschen, Warzen oder Geschwüre im Genitalbereich nicht berühren.
- Keine blutigen Sexualpraktiken durchführen, da ein hohes Infektionsrisiko durch Kontakt von Schleimhäuten und Körperflüssigkeiten besteht.
- Eine Begrenzung der Sexualpartner verringert auch die Chance für die Entstehung einer STI.

- Beim Petting sollte darauf geachtet werden, dass keine Körperflüssigkeiten mit den empfindlichen Schleimhäuten in Berührung kommen.
- Bei offenen (auch sehr kleinen) Wunden oder während der Periode kann als Schutz ein Fingerkondom verwendet werden. Bei offenen Wunden am Mund oder bestehenden Pilz-, Herpes-, oder ähnlichen Infektionen so lange kein Kusskontakt, bis die Stellen verheilt sind.
- Übermäßiger Alkoholgenuss und die Einnahme von Drogen sind im Sinne von Safer Sex nicht empfehlenswert, da die Risikobereitschaft gesteigert ist und Hemmschwellen herabgesetzt werden.
- Eine weitere Schutzmaßnahme für Safer Sex ist die Impfung gegen Hepatitis A und B sowie ggf. gegen HPV.

> **Safer Sex sollte prinzipiell bei einem Partnerwechsel oder bei One-Night-Stands praktiziert werden.**

Hinweis

Zu Beginn einer Partnerschaft ist zu beachten, dass eine Infektion mit HIV serologisch erst nach etwa 3 Monaten sicher nachgewiesen werden kann und ein negativer HIV-Test nicht bedeutet, dass andere Infektionskrankheiten wie Virushepatitiden, HPV oder Gonorrhö ausgeschlossen werden können.

Das Praktizieren von Safer Sex reduziert das Risiko einer Infektion, bietet jedoch keinen komplett zuverlässigen Schutz.

16.4.2 Hygienischer Umgang mit Sextoys

Scheidensekret und Sperma sammeln sich in Rillen, Materialporen und anderen schlecht erreichbaren Bereichen von Sexspielzeugen an und bilden einen guten Nährboden für Mikroorganismen. Besonders Sextoys aus porigen Kunststoffen, wie Super-/Cyberskin oder Gummi- und Jelly-Materialien bieten Bakterien, und Pilzen Platz zur Ausbreitung.

Wird ein Erotikspielzeug einige Tage, Wochen und Monate achtlos und ungereinigt gelagert und später wieder in die Vagina eingeführt, kann es zu Störung der vaginalen Mikrobiota und Harnwege sowie zu Infektionen mit Folgeerkrankungen kommen.

> **Sexspielzeuge sollten im Idealfall jeweils nur von einem Partner benutzt werden – oder ebenfalls mit einem Kondom geschützt werden. Gründliche Reinigung oder Desinfektion von Dildos, Butt-Plugs oder Vibratoren, welche von mehreren Personen verwendet werden!**

Reinigung nach Benutzung Lovetoys sollten nach Benutzung mit fließendem, klarem Wasser abgespült werden. Sperma- und Scheidensekrete, Gleitgel und Öle sind so am einfachsten zu entfernen. Empfehlenswert ist es, das Spielzeug einzuseifen und abzuspülen. Nach dem Waschen erfolgt die Abtrocknung mit einem Handtuch oder Papiertuch. Es ist darauf zu achten, dass keine Seifenrückstände zurückbleiben, da diese ein Brennen bei der nächsten Benutzung verursachen könnten. Sollten die Toys durch mehrere Personen benutzt werden – wovon ohnehin abzuraten ist –, sollte die Reinigung unter Benutzung von Einmalhandschuhen erfolgen und sich eine Händedesinfektion anschließen.

16

Gelegentliche gründlichere Reinigung und Desinfektion Ab und zu sollten insbesondere porige Toys (z. B. Cyber- und Superskin) einer gründlicheren Reinigung unterzogen werden. Sie sind in einem warmen Wasserbad über längere Zeit einzuweichen und mit etwas Seife zu reinigen. Nach dem Abtrocknen wird das Sextoy desinfiziert. Insgesamt sind porige Toys aus hygienischer Sicht nicht zu empfehlen, da eine ausreichende Reinigung oder Desinfektion nicht möglich ist.

Lagerung Um zu verhindern, dass sich Staub, Fusseln, Milben, Bakterien und Pilze wieder an einem gereinigten Lovetoy ansiedeln, sollten die Spielzeuge trocken, staubfrei und hygienisch in einem Behälter oder einer Hülle gelagert werden.

Schutz vor sexuell übertragbaren Infektionen

© Springer-Verlag GmbH Deutschland, ein Teil von Springer Nature 2018
G. Neumann, N. T. Mutters, *Hygiene und Infektionsprävention in der Frauenarztpraxis*,
https://doi.org/10.1007/978-3-662-56367-0_17

17.1 Sexuell übertragbare Infektionen im Überblick

Sowohl im Infektions- und Mutterschutzgesetz als auch in maßgeblichen Richtlinien wie Empfängnisregelungs- und Mutterschaftsrichtlinien sowie den Richtlinien zur künstlichen Befruchtung wird auf die Verantwortung des Frauenarztes im Infektionsschutz hingewiesen. Einen bedeutenden Schwerpunkt bilden dabei auch Hinweise auf die Erkennung, Behandlung und Prävention von sexuell übertragbaren Infektionen (STI).

Zu den STI zählen alle durch und bei sexuellen Kontakten übertragenen Infektionskrankheiten. Es gehören dazu

- die klassischen und meldepflichtigen Geschlechtskrankheiten
    - Gonorrhö,
    - Syphilis (Abb. 17.1),
    - Lymphogranuloma inguinale,
    - Ulcus molle
- sowie viele andere Infektionen, die beim Sexualverkehr durch bakterielle und virale Erreger (Abb. 17.2, Abb. 17.3),

Protozoen, Pilze (Abb. 17.4) und Parasiten auf und in das vulvovaginale Mikrobiom übertragen werden.

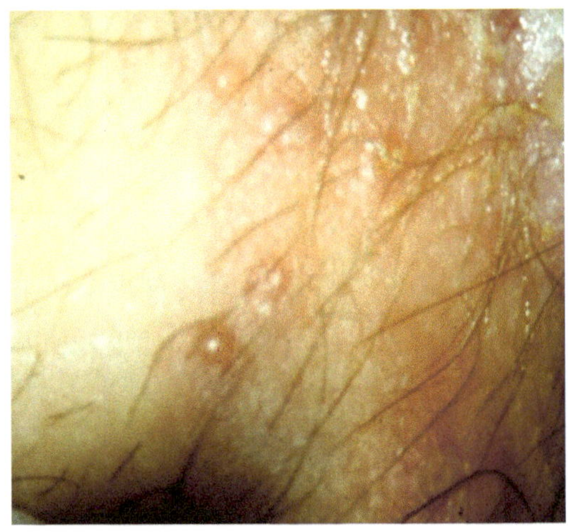

Abb. 17.2   Herpes genitalis

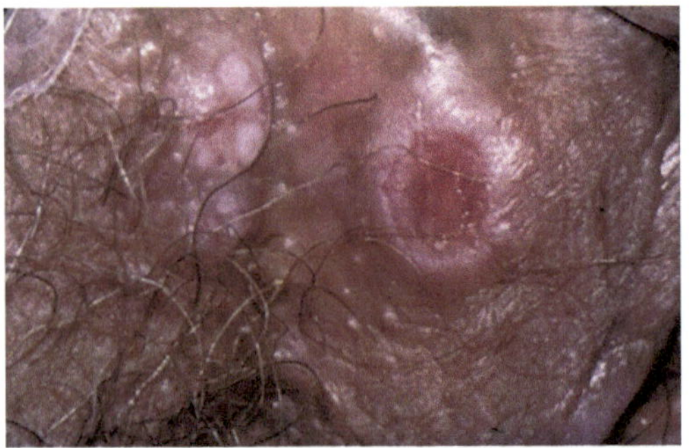

Abb. 17.1   Syphilis (Primäraffekt)

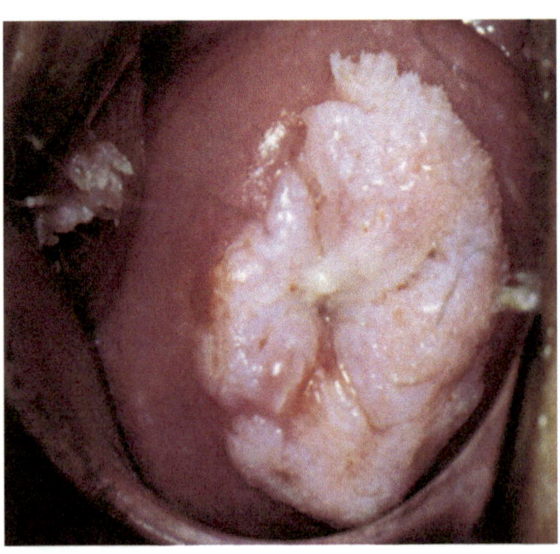

Abb. 17.3   HPV-Infektion

17

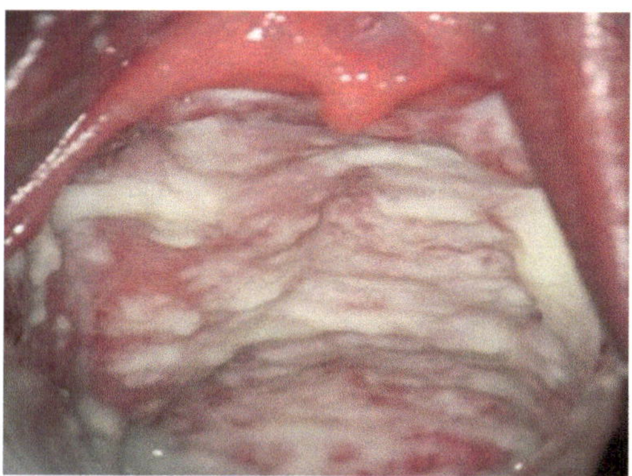

◪ Abb. 17.4   Vaginalmykose

Sexuell übertragbare Infektionen
- **Klassische sexuell übertragbare Infektionen**
  - Syphilis *(Treponema pallidum)*
  - Ulcus molle *(Haemophilus ducreyi)*
  - Gonorrhö *(Neisseria gonorrhoeae)*
  - Lymphogranuloma venereum (LVG)
- **Bakterielle sexuell übertragbare Infektionen**
  - *Chlamydia-trachomatis*-Infektion
  - Bakterielle Vaginose
  - *Mycoplasma-genitalium*-Infektion
- **Virale sexuell übertragbare Infektionen**
  - Infektion mit Herpes-simplex-Virus (HSV-Typ 1 und HSV-Typ 2)
  - Infektion mit Hepatitis-B-Virus (HBV)
  - Infektion mit Hepatitis-C-Virus (HCV)
  - Infektion mit humanem Immundefizienzvirus (HIV-1, HIV-2)
  - Infektion mit humanem Papillomvirus (HPV)
  - Infektion mit humanem Zytomegalievirus (CMV)
- **Weitere sexuell übertragbare Infektionen**
  - Kandidosen
  - Trichomoniasis
  - Phtiriasis (Filzläuse)
  - Skabies (Krätze)
  - Harnwegsinfektionen

STI führen zu vulvovaginalen Infektionen, sie können infolge von aszendierenden Infektionen das innere Genitale befallen und schwere akute und chronische Folgekrankheiten auslösen. Die Erreger finden sich in unterschiedlich hohen Konzentrationen in verschiedenen Körperflüssigkeiten (Blut, Sperma, Vaginalsekret etc.). Nicht selten werden einige Erreger auch gleichzeitig übertragen (Mehrfachinfektion).

STI beeinflussen Frauen im Hinblick auf ihre eigene Gesundheit, die Fertilität, den Verlauf einer Schwangerschaft und die Gesundheit des Neugeborenen. Das Risiko für diese Infektionen ist abhängig von Sexualpraktiken, biologischen Faktoren wie Alter oder Geschlecht, der Anzahl von Sexualkontakten mit unterschiedlichen Partnern/Partnerinnen, der epidemiologischen Situation sowie weiteren allgemeinen und individuellen Risiken.

Risikofaktoren für sexuell übertragbare Krankheiten (AWMF 2015)
- Sexualverhalten mit hoher Infektionsgefährdung
- Junges Alter beim ersten Geschlechtsverkehr
- Häufig wechselnde Sexualpartner
- Risikoreiche Sexualpraktiken
- Analverkehr
- Ungeschützter Geschlechtsverkehr bei Kontakt zu Risikogruppen
- Mangelnde Menstruationshygiene
- Scheidenspülungen
- Anwendung von Intimspray im Scheidenbereich
- Schlechte soziale Verhältnisse
- Schwächung des Immunsystems (die Infektionsabwehr wird z. B durch Alkohol-, Nikotin- und Drogenmissbrauch geschwächt)

17.2 Übertragungswege von sexuell übertragbaren Infektionen

STI werden beim ungeschützten Sexualverkehr v. a. durch Anal- und Vaginalverkehr übertragen. Eine pathogene Erregerkontamination kann aber auch auf nichtsexuellem Wege während der Schwangerschaft oder Geburt von der Mutter auf das Kind erfolgen.

Zudem können durch i.v.-Drogenkonsum HIV, HCV, Syphilis- und andere Erreger über die gemeinsame Benutzung von Spritzbesteck (Nadel, Kanüle, Spritze) und Zubehör (Löffel, Filter, Abbinder etc.) übertragen werden.

Eine weitere Übertragungsmöglichkeit für STI ist die Schmierinfektion, bei der STI-Erreger über Finger und Hände oder Körperflüssigkeiten weitergegeben werden.

17.3 Vaginales Mikrobiom

17.3.1 Protektive Funktionen

Unter mikroökologischen Aspekten bezeichnet das vaginale Mikrobiom die Gesamtheit aller in der Vagina angesiedelten Mikroorganismen (Bakterien, Viren, Pilze, Protozoen). Im engeren Sinne wird hierdurch die Gesamtheit aller mikrobiellen Gene bzw. Genome (DNA) im Vaginalbereich definiert und vom Begriff der Mikrobiota unterschieden, die die Gesamtheit aller Mikroorganismen repräsentieren.

Das vaginale Mikrobiom der geschlechtsreifen sexuell aktiven Frau ist in unterschiedlicher Zusammensetzung stark mit Bakterien besiedelt und beinhaltet sowohl aerobe als auch anaerobe Keime. Art und Ausmaß dieser Besiedlung hängen von zahlreichen biologischen und sozialen Gegebenheiten ab.

Die Mikrobiota bilden eine Gruppe von symbiotischen, kommensalen und pathogenen Mikroorganismen. Die Auswahl der vaginalen Besiedelung durch die Mikroorganismen beruht oft auf einer symbiotischen Beziehung zum Wirt, sodass beide gegenseitig voneinander profitieren.

Eine Unterscheidung zwischen pathogen und nichtpathogen ist nicht immer eindeutig zu treffen und hängt von vielen Faktoren ab wie
- Keimzahl,
- Biodiversität,
- pathologischen Keimgemeinschaften,
- Wirtsfaktoren und lokalen Terrainfaktoren (pH-Wert, p_{CO_2}, p_{O_2}, Scheideninhaltsstoffe u. a.).

Die Interaktionen zwischen Wirt und vaginalen Mikrobiota sind vielfältig und außerordentlich komplex. Sie umfassen zelluläre, molekulare und metabolische Mechanismen, die im Management von Infektionen eine zentrale Rolle spielen.

Bei der gesunden Frau finden sich über 300 verschiedene Bakterienarten mit einer Dominanz unterschiedlicher Laktobazillen, die eine natürliche Barriere gegen das Eindringen von pathogenen Fremdorganismen bilden. Zusammen mit antibakteriellen Substanzen, Zytokinen, Defensinen u. a. unterstützen sie ein Abwehrsystem gegen Dysbiose und Infektionen sowie eine normale Schwangerschaft ohne Frühgeburt.

Einige Mikrobiota verfügen über ein Gen, das ihre Variabilität erhöht und ihnen damit ermöglicht, in Reaktion auf verschiedene Faktoren wie Antibiotika, Antikörper oder Mangelzustände mit unterschiedlichem Ausmaß zu mutieren.

Jede Frau hat dabei ihre eigene individuelle Vaginalflora (Mikrobiota), die die Stabilität des mikroökologischen Systems bestimmt. Die Zusammensetzung der vaginalen Mikrobiota ist aber nicht statisch, sie unterliegt dynamischen Variationen während des Zyklus und durch das Sexualverhalten.

Eine Fehlbesiedlung der Vagina mit anaeroben und aeroben Keimen führt zu einer Vielzahl von vaginalen Terrainstörungen wie
- pH-Wert-Erhöhung,
- Steigerung der Keimpopulationsdichte,

- Reduzierung der physiologischen Laktobazillenflora,
- Veränderungen in der Bildung mikrobieller Stoffwechselprodukte
- sowie zu einem geschädigten Vaginalepithel.

> **Vaginale Terrainstörungen und Pathogenitätsmerkmale der konkreten Mikroorganismen sind mitbestimmend, ob es zu einer Infektion beim prädisponierten Wirt kommt.**

Die Mikrobiota sind fester Bestandteil eines komplexen vaginalen mikroökologischen Systems, das durch zahlreiche Regulationsfaktoren in einem ökologischen Gleichgewicht gehalten wird. Die Mikrobiota befinden sich dabei in einem dynamischen Zustand, in dem sich das Vorherrschen bestimmter Bakterienpopulationen mit wechselnden endogenen und exogenen Bedingungen wandelt.

17.3.2 Regulationsmechanismen

> **Regulationsmechanismen des vaginalen Mikrobioms (Neumann 2006)**
> - **Primäre Wirtsfaktoren**
>   - Endokrinologie
>   - Menstruation, Schwangerschaft
>   - Transsudation, Rückresorption von Vaginalflüssigkeit
> - **Sekundäre Wirtsfaktoren**
>   - Konsumierende Grundkrankheiten
>   - Kortikoid- und Zytostatikatherapie
>   - Stoffwechselerkrankungen und Endokrinopathien
>   - Anatomische Veränderungen
>   - Sexualverhalten, Intimpflege
> - **Vaginale Milieufaktoren**
>   - Sauerstoff-Kohlendioxid-Partialdruck
>   - Redoxpotenzial
>   - pH-Wert
>   - Laktobazillen-Schutzsystem
>   - Scheideninhaltsstoffe
>   - Immunologische Faktoren
>   - Chemotaxis
>   - Populationsdichte
>   - Enzymatische Faktoren
>   - Adhärenzphänomene
> - **Faktoren der intermikrobiellen Wechselwirkung**
>   - Stoffwechselaktivatoren der Mikroorganismen
>   - Metabolitenhemmung

Die verschiedenen Regulationsmechanismen haben die Aufgabe, die Quantität der Mikroflora zu begrenzen und ihre Qualität zu beeinflussen. Quantität und Qualität der vaginalen Mikroflora stellen insgesamt ein Ergebnis der Wechselwirkung von ökologischen Faktoren und kontaminierten Mikroorganismen dar. Die verschiedenen Regulationsfaktoren des vaginalen Mikrobioms sollen Störfaktoren entgegenwirken und zur Stabilität des vaginalen mikroökologischen Systems beitragen. Daraus resultiert auch die Kolonisationsresistenz, die bewirkt, dass sich die aus der Umwelt eingedrungenen Keime nicht oder nur vorübergehend im Wirt ansiedeln können und die gleichbleibende Komposition der Vaginalflora erhalten bleibt.

In der Vagina der gesunden geschlechtsreifen Frau kommen Bakterien der physiologischen Haut-, Mund- und Darmflora vor (■ Tab. 17.1), die eine aerobe und anaerobe Standortflora (Mikrobiota) im vaginalen Mikrobiom bilden.

17.4 Ganzheitliches Sanierungskonzept der Vaginalinfektionen

Durch ein spezielles, auf die jeweilige Vaginalinfektion bezogenes multimodales Sanierungskonzept, das sich aus einer Kombination unterschiedlicher Behandlungsansätze zusammensetzt, soll ein optimales Ergebnis im Hinblick auf den Infektionsschutz im vaginalen Mikrobiom erreicht werden.

◘ Tab. 17.1   Biolast im humanen Mikrobiom

Reservoir	Biolast oder Colony forming Units/g	Verhältnis Aerobier:Anaerobier
Haut	10^{4-6}	1:10
Mundhöhle	10^{6-8}	1:10
Vaginal	10^{8-9}	1:100
Gastrointestinal	10^{11-12}	1:1000

Das ganzheitliche Sanierungskonzept der Vaginalinfektionen besteht aus der Eliminierung spezifischer pathogener Erreger mittels Antiinfektiva und Antiseptika sowie in einem adjuvanten Aufbau von Terrainfaktoren des vaginalen Mikrobioms.

> **Für einen langfristigen Behandlungserfolg der Antibiose ist die Wiederherstellung und Erhaltung der physiologischen vaginalen Mikrobiota mit ihrer Biodiversität von ausschlaggebender Bedeutung.**

Supplementierungen, vaginale Ansäuerung, Substratapplikationen und Hygienemaßnahmen auf der postinfektiösen Haut in der Genitoanalregion können das Mikrobiotika-Profil unterstützen und das ökologische Gleichgewicht stabilisieren. Diese Ergänzungsstrategien mit verschiedenen vaginalen Medizinprodukten bewirken keine Kausaltherapie von Vaginalinfektionen und zeigen keine dauerhaften Effekte. Sie wirken im ganzheitlichen Sanierungskonzept im Sinne einer Symbioselenkung der Mikrobiota und sind insbesondere als Präventionsmaßnahme nach der Infektionstherapie zu bewerten.

Ganzheitliches Sanierungskonzept der Vaginalinfektionen
I. Eliminierung spezifischer pathogener Erreger
Antiinfektive Substanzen:
- Antibiotika, Antimykotika, Trichomonazida, Virostatika
- **Wirkung auf das Mikrobiom:**
  - Einwirkung auf ein einzelnes Zielmolekül oder einen spezifischen Stoffwechselweg
  - Erreger begrenzt, Förderung der Selektion resistenter Erreger
  - Ausbildung toxisch-allergischer Nebenreaktionen

Antiseptika:
- Octenidin (Octenisept-Vaginalspray), Hexedidin (Vagihex) – Dequaliniumchlorid (Fluomizin)
- **Wirkung auf das Mikrobiom:**
  - Breites Wirkungsspektrum gegen aerobe und anaerobe Bakterien
  - Reduktion der Keimpopulationsdichte, pH-Wert-Stabilisierung
  - Schutz vor lokaler Kolonisation potenziell pathogener Mikroorganismen
  - Verhinderung des bakteriellen Transfers der vaginalen Standort- und Transientflora
  - Keine Ausbildung von Resistenzen und Keimselektion

II. Stabilisierung von Terrainfaktoren
Supplementierungen:
- Laktobazillen (oral, oder lokal)
  - Laktobazillenapplikationen sind kein Ersatz für eine Komponente der gestörten Mikrobiota
  - Laktobazillenwirkung ist dosisabhängig und stammspezifisch, nicht abhängig von der Bakterienspezies

- **Wirkungsziel auf das Mikrobiom:**
  - Rekolonisierung der Laktobazillenflora, Wiederaufbau der normalen vaginalen Mikroflora
  - Rezidivprophylaxe
- Applikation:
  - Oral: 2 Kps. über 14 Tage oder
  - Iintravaginal (scheidentypische Stämme: Kps., Supp., Tbl.): 1 × täglich über 7 Tage
- Estriol (lokal):
  - **Wirkungsziele auf das Mikrobiom:**
    - Proliferation des Vaginalepithels mit Aufbau der Intermediärzellschicht
    - Förderung der Lubrikation
    - Perfusion der Vaginalgefäße
  - Applikation:
    - Vaginalsuppositorien: Estriol 0,03–0,5 mg Supp. über 21 Tage, 1 Supp./Tag, dann 2 × wöchentlich
    - Vaginaltabletten: Estradiol 0,025 mg/Tbl., 14 Tage 1 Tbl./Tag, dann 2 × 1 Tbl. wöchentlich

Ansäuerung:
- Ansäuernde Substanzen
  - **Wirkungsziele auf das Mikrobiom:**
    - Förderung des Wachstumsoptimum für Laktobazillen
    - pH-Wert-Absenkung
- Applikation:
  - Milchsäure (vaginal): 1 × täglich über 5–7 Tage (Formatierung: Tbl., Gel, Supp.)
- Vaginalgel mit Milchsäure und Glykogen
  - Applikation:
    - Zur Ergänzung bei sytemischer Behandlung der Bakteriellen Vaginose: intravaginal 1 Tube/Tag über 7 Tage

- Rezidiv-Prävention der bakteriellen Vaginose: intravaginal 1–2 Tuben/Woche über 3 Monate
- Nach Behandlung von Kandidosen: intravaginal 1 Tube/Tag über 5–7 Tage
- Nach oder während einer Antibiotikatherapie: intravaginal 1 Tube/Tag über 5–7 Tage
- Zur Wiederherstellung des sauren pH-Werts bei Dysbiose und in der Schwangerschaft: intravaginal 1 Tube/Tag über 7 Tage
- Zur Erhaltung des natürlichen sauren pH-Werts: intravaginal 1–2 Tuben/Woche über 3–6 Monate
- Präventive Maßnahme im Rahmen der Jugendsexualität: nach dem Geschlechtsverkehr intravaginal 1 Tube/Tag über 1–2 Tage

Substratverbesserung:
- Glykogensubstrat
  - **Wirkungsziele auf das Mikrobiom:**
    - Lokales Nährstoffangebot
    - Regenerierung einer gestörten Laktobazillenflora
  - Applikation:
    - Formatierung als Gel, Einzelsubstanz oder in Kombination mit Milchsäure: intravaginal 1 Tube/Tag über 7 Tage

Immunisierungsverfahren:
- Impfstoff mit inaktivierten Keimen verschiedener Laktobazillenstäme
  - **Wirkungsziele auf das Mikrobiom:**
    - Konzentrationserhöhung von sekretorischen IgA-Antikörpern, die von protektiver Bedeutung für das Vaginalsekret sind

- Durchführung:
  - **Grundimmunisierung:**
    3 Impfdosen im Abstand von
    jeweils 2 Wochen
  - **Auffrischungsimpfung:** nach
    6–12 Monaten

Hygienemaßnahmen der postinfektiösen Haut in der Genitoanalregion:

- Die äußeren Hautareale besitzen eine Schutzschicht aus natürlicher Keimflora, hauteigenen Fetten und feuchtigkeitsbindenden Stoffen
  - **Wirkungsziele auf das Mikrobiom:**
    - Mikrobiota der Haut im Gleichgewicht halten, um die Ansiedlung pathogener Mikroorganismen zu vermeiden
  - Anwendung:
    - Befeuchtung und Rückfettung, fetthaltige Cremes (Emollenzien), insbesondere auf die postinfektiöse Haut in der Genitoanalregion

17.5 Prävention von sexuell übertragbaren Infektionen

Die Prävention von STI ist von entscheidender Bedeutung, um mögliche Störungen und Schädigungen der sexuellen Gesundheit mit Folgeerkrankungen zu vermeiden oder abzuwenden.

> **Die gezielte Aufklärung zu den sexuell übertragbaren Infektionen hat sowohl im Hinblick auf Maßnahmen der Prävention als auch im Zusammenhang mit Diagnostik und Therapie große Bedeutung. Es sollte auch immer wieder darauf hingewiesen werden, dass die regelmäßige Anwendung von Kondomen einen guten Schutz vor den meisten STI bietet.**

Wesentliche Voraussetzungen für die Vermeidung von STI sind:

- die Aufrechterhaltung eines ungestörten vaginalen Mikrobioms,
- die Einhaltung der vorgegebenen Hygienerichtlinien,
- ein verantwortungsbewusstes sexuelles Verhalten.
- Des Weiteren bilden die Maßnahmen zur Intim- und Körperpflege einen weiteren Schlüssel zur erfolgreichen Prävention der STI.

Die Deutsche STI-Gesellschaft (DSTIG) entwickelt gemeinsam mit anderen Fachgesellschaften aktualisierte verbindliche Standards (Leitlinien) für Indikatoren zur sexuellen Gesundheit, für STI-Prävention sowie für STI-Beratung (S1-Leitlinie 059/006: STI/STD – Beratung, Diagnostik und Therapie aktueller Stand: 07/2015; AWMF 2015).

STI – Prävention

- Wahrnehmen von möglichen äußeren Zeichen einer Genitalinfektion beim Partner
  - Bläschen, Erosionen, Fluor (vermehrt und unangenehmer Geruch)
- Waschen vor oder nach sexuellem Kontakt
  - Wenige Daten zur Effizienz des Waschens vor sexuellem Kontakt; wahrscheinlich relativer Schutz
  - Zügiges Waschen mit Seife nach sexuellem Kontakt reduziert das Transmissionsrisiko
- Routine-Check-up
  - Bei multiplen Sexualpartnern nicht seltener als 2-mal pro Jahr
  - Langzeitstabilisierung des Vaginalmilieus durch Probiotika und Alternativpräparate

■ **Prävention von Harnwegsinfektionen**

Einhaltung von Hygienerichtlinien:

- Händewaschen vor Toilettenbesuch,
- Abwischtechnik nach dem Stuhlgang von vorne nach hinten,

- keine Verwendung von Intimsprays oder Bidetspülungen,
- Wannenbäder ohne Badezusätze,
- Tragen von Baumwollunterwäsche,
- Säuberung des Genitalbereichs vor/nach Geschlechtsverkehr,
- Harnblasenentleerung nach dem Koitus.

17.6 Partnermitbetreuung/ Therapie bei sexuell übertragbaren Infektionen

❯ Bei Vorliegen einer STI ist auch über eine Partnermitbetreuung bzw. Mitbehandlung zu entscheiden.

Die *International Union Against Sexually Transmitted Infections* (IUSTI) und das *Eurpean Dermatology Forum* (EDF) haben europäische Leitlinien zum Partnermanagement von sexuell übertragbaren Krankheiten zusammengestellt (Europäische Leitlinien zum STI-Partnermanagement (2015). Es werden dabei standardisierte Verfahren empfohlen, um infizierte Partner zu identifizieren und zu therapieren, Infektionsketten zu unterbrechen und Menschen aus Risikogruppen zu sicheren Sexualpraktiken anzuhalten.

Nach diesen Leitlinien ist ein Partnermanagement erforderlich bei:
- Ulcus molle, Granuloma inguinale,
- Gonorrhö, Syphilis, Chlamydieninfektion
- Hepatitis A, B und C,
- HIV-Infektion, nichtgonorrhoischer Urethritis,
- Pythiriasis, Skabies; *Trichomonas vaginalis*-, genitalen *Mykoplasma-genitalium*-Infektionen.

Keine simultane Partnerbehandlung ist bei HPV- und Herpes-simplex-Infektion sowie bei bakterieller Vaginose und Vaginalmykose erforderlich, da ein klarer Nutzen für diese Infektionen nicht bestätigt wurde.

Körperpflege

© Springer-Verlag GmbH Deutschland, ein Teil von Springer Nature 2018
G. Neumann, N. T. Mutters, *Hygiene und Infektionsprävention in der Frauenarztpraxis*,
https://doi.org/10.1007/978-3-662-56367-0_18

18.1 Grundsätze der Körperpflege

Die Körperpflege bezieht sich hauptsächlich auf die Reinigung und Pflege der Haut sowie der Hautanhangsgebilde.

Sie hat zum Ziel, Krankheiten zu vermeiden und die Gesundheit zu erhalten. Im weiteren Sinne dient sie auch der Erhaltung und Steigerung des Wohlbefindens und der Attraktivität.

Es gibt eine Vielzahl von Faktoren die das Erscheinungsbild der Haut beeinflussen und auch bei der Körperpflege zu berücksichtigen sind (Heymann 2001; Menche 2012):

- Erbanlagen,
- hormonelle Einflüsse (Pubertät, Klimakterium, Schwangerschaft, Pille etc.),
- Ernährung, Lebensweise (Stoffwechsel),
- kosmetische Maßnahmen,
- vegetative Einflüsse, Krankheiten,
- Witterungseinflüsse (Klima, Luftfeuchtigkeit, UV-Bestrahlung),
- Alterungsprozesse,
- Infektionen.

18.2 Basisprogramm zur Hautpflege

Gesunde Haut, die keinen dauerhaften Belastungen ausgesetzt ist, kann sich häufig selbst regenerieren. Trockene, empfindliche oder vorgeschädigte Haut braucht Unterstützung.

Mit der richtigen, täglichen Hautpflege lässt sich die Regeneration der Hautbarriere fördern, der Fett- und Feuchtigkeitsgehalt der Haut verbessern und eine dauerhafte Hautschädigung verhindern.

Das Basisprogramm für eine Hautpflege besteht aus den Komponenten: **Reinigen – Tonisieren – Pflegen.**

Die dazu notwendigen Bestandteile der Pflegeprodukte werden drei Stoffgruppen zugeordnet:

- Basisstoffe, die den Mangel an Fett und Wasser ausgleichen,
- Wirkstoffe, die die pflegenden und schützenden Hauteigenschaften erhöhen,
- Hilfsstoffe, die für Konsistenz, Farbe, Duft, Haltbarkeit verantwortlich sind.

18.2.1 Hautreinigung

Durch die tägliche Hautreinigung werden Staub, Schweiß, Talg, abgestorbene Hautzellen, Cremes und Makeup-Reste entfernt. Der alleinige Gebrauch von Wasser reicht dabei zur Reinigung oft nicht aus, da viele Substanzen fettlöslich sind und sich nicht mit Wasser verbinden.

Grundsätzlich genügt zur Reinigung der Haut ein Duschgel oder Badezusatz. Die meisten Produkte zum Waschen und Reinigen sind dem pH-Wert der Haut von etwa 5,5 angepasst. Menschen mit sehr trockener, sensibler Haut sollten bei der Körperpflege darauf achten, nicht zu heiß und möglichst selten zu baden und eher auf lauwarme Duschen zurückgreifen.

Zur Reinigung der normalen Haut sind Öl-in-Wasser-Emulsionen (O/W) gut geeignet. Bei ihnen liegt der Wasseranteil höher (60 %) als der Ölanteil. Das Öl ist fein im Wasser verteilt, und da die Öltröpfchen im Wassermolekül eingebettet sind, ziehen sie schnell ein und fetten nur leicht, der Säureschutzmantel der Haut bleibt erhalten.

Auch Reinigungscremes, die z. B. mit wertvollen pflanzlichen Ölen angereichert sind, finden Verwendung.

Eine Reinigung zeichnet sich dadurch aus, dass sie die Haut nicht mit alkalischen Seifen austrocknet oder mit Substanzen wie synthetischen Duftstoffen, Parabenen und dergleichen belastet.

Reinigung der Gesichtshaut Die Gesichtshaut ist den ganzen Tag über unterschiedlichen Einflüssen ausgesetzt und ohne Schutz. Eine Reinigung sollte morgens und abends erfolgen. Es empfehlen sich Reinigungsprodukte auf natürlicher Wasser-Öl-Basis, die überschüssigen Schmutz und Talg entfernen. Produkte mit natürlichen Ölen wie Mandel-, Oliven- oder Sojaöl reinigen die Haut nicht nur, sondern wirken leicht nachfettend, was den hauteigenen Säureschutz und somit die Hautgesundheit unterstützt.

18.2.2 Tonisieren

Gesichtswasser (Toner) sind ein Bindeglied zwischen Reinigung und Pflege. Sie erfrischen und verfeinern das Hautbild – und machen die Haut zugleich widerstandsfähiger.

Außerdem sorgen sie dafür, dass sich die Zellzwischenräume mehr öffnen, sodass die nachfolgende Pflege besser eindringen kann und Inhaltsstoffe effektiver wirken können.

Sie sind für alle Hauttypen geeignet.

18.2.3 Pflegen

Hautpflege soll die Haut geschmeidig halten und bei aufgetretenen Schäden die Hornschicht in ihrem natürlichen Regenerationsvermögen unterstützen oder die Barriereeigenschaften wiederherstellen. Die erfolgreiche Hautpflege zielt darauf ab, die jugendliche Frische und Spannkraft der Haut zu erhalten.

Verwendet werden Pflegeprodukte, die den Fettanteil in der Hornschicht erhöhen und den Wasserverlust mindern. Cremes, die zusätzliche Feuchthaltesubstanzen enthalten, sind besonders geeignet.

> **Es sollte darauf geachtet werden, dass möglichst nur Pflegeprodukte zum Einsatz kommen, die frei von Konservierungs-, Farb- und Duftstoffen sind.**

Weitere unterstützende Maßnahmen sind in ◘ Tab. 18.1 zusammengefasst.

Hinweis

Die Vielzahl der pflegenden und dermokosmetischen Hautprodukte ist grundsätzlich auf die Epidermis beschränkt. Die zur Verfügung stehenden Anwendungsformen wie Öle, Lösungen, Cremes. Lotionen, Sprays, Gelees, Schaumpräparate u. a. können alle individuellen Bedürfnisse der Anwendung abdecken. Sie sind aber in ihrem Schutzeffekt für die Haut unterschiedlich zu bewerten.

Gesunde Haut

Zur Pflege der gesunden normalen Haut eignen sich Cremes mit ausgewogenem Fett- und Feuchtigkeitsgehalt. Die Auswahl der

◘ **Tab. 18.1** Unterstützende Maßnahmen für eine weitere Verbesserung der Körperhygiene (Kramer et al. 1993)

Maßnahme	Rhythmus der Durchführung
Eincremen des Körpers	Nach dem Duschen
Gesichtsreinigung mit Reinigungslotion	Vor der abendlichen Duschreinigung
Gesichtspflege	
Tagescreme	Nach der morgendlichen Reinigung
Nachtcreme	Nach der abendlichen Reinigung
Rima ani	
Waschung	U. U. auch zwischenzeitlich, d. h. nicht nur morgens und abends
Behandlung mit dermatologischer Salbe	Bei Wundsein, bei individuellem Bedürfnis

Wirkstoffe richtet sich nach den individuellen Bedürfnissen. Immer sollten aber Feuchthaltefaktoren (z. B. Hyaluronsäure, Harnstoff, Glyzerin), Radikalfänger (z. B. Vitamin E, Vitamin C) und in Tagescremes UV-Filter enthalten sein.

- Keine Anwendung von alkalischen Seifen,
- Einsatz von Syndets (synthetische waschaktive Substanzen), welche den Säureschutzmantel der Haut schonen.

Zum Erhalt einer gesunden Haut: Vermeidung von

- zu langem und zu heißem Duschen,
- intensiven Sonnenbädern (Gefahr der Hautaustrocknung).

Trockene Haut

Für die trockene Haut sind Wasser-in-Öl-Emulsion (W/O) geeignet. Bei ihnen liegt der Ölanteil höher als der Wasseranteil (10–30 %). Nach dem Auftragen bildet sich ein luftdurchlässiger Fettfilm auf der Haut, der sie vor Austrocknung schützt.

Bei zu trockener und sensibler Haut sollten möglichst Produkte auf der Basis natürlicher Rohstoffe (pflanzliche Öle) bevorzugt werden. Auch Panthenol lindert Hautreizungen und wirkt dem Juckreiz entgegen.

Altershaut

Um im Alter die Spannkraft und Widerstandsfähigkeit der Haut zu unterstützen, gilt es, die natürliche Hautbarrierefunktion zu erhalten.

Feuchtigkeitsspendende und rückfettende Cremes oder Lotionen halten die Haut geschmeidig und unterstützen die Barrierefähigkeit. Entzündliche, juckende Hautstellen sollten regelmäßig mit geeigneten entzündungshemmenden Produkten behandelt werden.

18.2.4 Dekorative Körperpflegemittel

Haut, Haare und Nägel sind täglich Umwelt- und Witterungseinflüssen ausgesetzt, deren negative Folgen durch dekorative Kosmetika verhindert oder minimiert werden können. Darüber hinaus haben die dekorativen Kosmetika zum Ziel, das Äußere eines Menschen zu verschönern, ihn zu pflegen, sein Lebensgefühl zu steigern.

Unzählige Produktvarianten stehen für die Gesichtshaut, Augen, Lippen und Nägel zur Verfügung, und auch Alterungsprozesse können mit ihrer Hilfe verlangsamt, verdeckt oder gar aufgehalten werden.

Die dekorativen Körperpflegemittel werden in Form von Puder, Emulsionen, Pasten, Tuschen, Stiften, Ölen und Lacken angeboten.

Die Inhaltsstoffe eines kosmetischen Produkts und auch die Funktion der Stoffe sind in der Europäischen Union mit ihren INCI-Bezeichnungen (*International Nomenclature Cosmetic Ingredients*) angegeben, in der Regel auf der äußeren Verpackung oder auf dem Behältnis und auf dem Beipackzettel.

18.3 Haut in der Schwangerschaft

Während der Schwangerschaft machen sich hormonelle, vaskuläre, metabolische und immunologische Veränderungen auch im Hautbild bemerkbar.

Haut und Gewebe der Bauchpartie werden besonders stark beansprucht. An den Dehnungszonen kann es zu Rissstellen und Dehnungsstreifen im Bindegewebe kommen. Die Schwangerschaftsstreifen manifestieren sich besonders im 6.–7. Monat. Es besteht u. a. eine Abhängigkeit vom Hauttyp und von der genetischen Veranlagung.

Bei 90 % der Schwangeren entwickelt sich eine milde generalisierte Hyperpigmentierung, die durch UV-Exposition verstärkt wird. Bei 45–75 % der Frauen bilden sich in der 2. Schwangerschaftshälfte insbesondere im Gesicht braune Makulae (Chloasma gravidarum).

Viele Veränderungen im Bereich der Haut von Schwangeren sind nur vorübergehend und nicht behandlungsbedürftig (Seifert 2016).

18.3.1 Hautpflege in der Schwangerschaft

In der Schwangerschaft kann die Haut wie gewohnt gepflegt und gereinigt werden. Bei vielen Frauen besteht in der Schwangerschaft eine trockene Haut, sodass eine dementsprechende feuchtigkeitsspendende Pflegecreme oder -lotion angewendet wird. Die Reinigung sollte mit milden, nichtalkalischen Produkten erfolgen.

- **Shampoos, Hautcremes in der Schwangerschaft**

Anwendung von milden Shampoos ohne Parfümzusätze, welche die Haut unnötig reizen. Anwendung von rückfettenden Cremes und Lotionen.

> **Hinweis**
>
> Vor der nächsten Ultraschalluntersuchung nicht eincremen (Gefahr der Bildeintrübung)!

18.3.2 Schwangerschaftsstreifen

Eine wirkungsvolle Vorbeugung gegen Schwangerschaftsstreifen ist die regelmäßige Massage der Haut mit einem Hautöl. Ein sicheres Mittel, mit dem sich Schwangerschaftsstreifen vermeiden lassen, gibt es aber nicht. Dennoch kann man versuchen, das Bindegewebe möglichst elastisch zu halten und damit die Dehnungsfähigkeit der Haut zu unterstützen.

Für viele Frauen stellen Schwangerschaftsstreifen ein kosmetisches Problem dar, keinesfalls sind sie aber gesundheitsgefährdend. Durch regelmäßiges und häufiges Eincremen der Haut von Beginn der Schwangerschaft an kann Hautrissen, die aufgrund der Dehnung entstehen, ein wenig entgegengewirkt werden. Zu empfehlen sind Cremes mit einer ausgewogenen Fett-Feuchtigkeits-Mischung (viel Feuchtigkeit).

18.3.3 Nagelpflege und Nagellack in der Schwangerschaft

In Bezug auf eine Schädigung der Schwangerschaft durch die Verwendung von Nagellack ist wenig bekannt. Es gibt keine anerkannten wissenschaftlichen Untersuchungen oder Berichte über aufgetretene Krankheitssymptome.

> **Dennoch ist zu beachten, dass der Umgang mit organischen Lösungsmitteln wie Aceton, Phenol oder Trichlorenthylen, die in den meisten Nagellackentfernern, Pinselreinigern o. ä. enthalten sind, für die Schwangere eine Gefährdung darstellen könnten (Verursachung von Fehlgeburten).**

Bei der Nagelpflege in der Schwangerschaft ist zu beachten:

- Vermeidung von aceton-, phenol- oder trichlorenthylenhaltigen Produkten.
- Die verwendeten Produkte sollten nagel-, hautschonend und lösungsmittelfrei sein.
- Die Nagelpflege mit Entfernen von altem Nagellack oder eine Neulackierung der Fingernägel sollten in einem gut gelüfteten Raum erfolgen.
- Die Hände sind nach der »kosmetischen« Behandlung gründlich zu waschen.

18.3.4 Haarefärben in der Schwangerschaft

Das Haarefärben in der Schwangerschaft wird kontrovers diskutiert. Die meisten Ärzte raten besonders im 1. Trimenon der Schwangerschaft davon ab, da in den ersten Wochen der Schwangerschaft die Organbildung stattfindet und der Embryo sehr empfindlich auf Schadstoffe – auch in geringen Konzentrationen – reagieren kann.

18.3.5 Sonnenschutz in der Schwangerschaft

Während der Schwangerschaft ist die Haut lichtempfindlicher, daher Vermeidung der direkten Sonneneinwirkung (Kindl u. Raab 1983). Anwendung von Sonnencremes mit hohem Lichtschutzfaktor.

> Der Besuch eines Solariums ist in der Schwangerschaft untersagt. Direkte Sonneneinstrahlung kann Pigmentstörungen hervorrufen.

Hinweis

Beachtung der Inhaltsstofflisten für Körperpflegeprodukte: Die Inhaltsstofflisten auf allen Körperpflegeprodukten sind sorgfältig zu lesen und mit der Liste schädlicher Inhaltsstoffe abzugleichen. Das beinhaltet u. a. die Inhaltsstofflisten für Sonnencreme, Handcreme, Make-up, Feuchtpflegetücher. Optimal auf die Bedürfnisse der Schwangeren abgestimmt sind Körperpflegeprodukte, die frei von künstlichen Duft-, Farb- und Konservierungsstoffen sind und keine Rohstoffe auf Mineralölbasis enthalten.

18.4 Genitalhygiene

> Bei der täglichen Genitalhygiene ist es aufgrund ihrer präventiven und gesundheitsfördernden Bedeutung sehr wichtig, die hygienischen Standards einzuhalten, denn sowohl eine übertriebene als auch nachhaltige Genitalhygiene kann die physiologische Hautflora zerstören und zu Genitalinfektionen ebenso wie zu Harnwegsinfektionen führen.

Unterschiedliche Befunde wie ein postinfektiöser Reizzustand der Haut nach antiinfektiöser Behandlung, Hygienefehler, Nebenwirkungen lokaler Behandlungen, atrophische Veränderungen nach Östrogenmangel u. a. bewirken erhebliche Irritationen im Genitoanalbereich. Die dabei entstehenden klinischen Symptome sind Pruritus, Brennen, Schmerzen, Ödeme, Erythembildung oder kutane/muköse Epithelschäden.

Das Ziel der hygienisch notwendigen Maßnahmen besteht, nachdem die identifizierbaren zugrundeliegenden Ursachen beseitigt sind, in einer Verbesserung der Hautverhältnisse im Genitoanalbereich. Im Einzelnen wird dabei angestrebt:

- Die Wiederherstellung der Barrierefunktion der Haut,
- Ausgleich und Stabilisierung des Ökosystems im Mikrobiom des Genitale,
- Anregung der Abwehrsysteme und Kompensation der Trockenheit der Haut,
- Aufbau einer glatten, geschmeidigen Haut, die das Risiko für eine vermehrte rektovaginale Kolonisation von pathogenen Keimen reduziert.

Bei den komplex durchzuführenden Hygienemaßnahmen im Genitalbereich müssen insbesondere folgende Hautbelastungen besondere Beachtung finden:

- Große Bakteriendichte im genitalnahen Analbereich,
- starke Hautbeanspruchung bei der Reinigung des Analbereichs,
- hohe Hautsensibilität besonders im Introitus,
- mechanische Hautbelastungen,
- Hautbeschädigungen durch Austrocknung.

18.4.1 Genitalhygienische Maßnahmen

Zur Einhaltung von Sauberkeit und Hygiene im Genitalbereich ist eine Vielzahl von genitalhygienischen Maßnahmen zu beachten:

- Der Genitalbereich sollte täglich mit lauwarmem Wasser gewaschen und gereinigt werden, mit der Hand oder

Einmalwaschlappen von vorne nach hinten. Zu häufiges Waschen zerstört die natürliche Schutzschicht der Haut
- Zur Genitalwäsche sind Dusch-WC oder Bidet gut geeignet.
- Verwendung von dermatologisch getesteten Seifen, die mit einem pH-Wert von 4 auf das natürliche, saure Scheidenmilieu abgestimmt sind.
- Nach der Reinigung den Genitalbereich gut abtrocknen, jedoch nicht trockenreiben, sondern sanft trockentupfen. Zur Trocknung sind unterschiedliche Handtücher für »oben« und »unten« zu benutzen.
- Die Genitalregion ist stets trockenzuhalten.
- Bei gereizter oder trockener Haut schützende Cremes auftragen, die auf den Genitalbereich abgestimmt sind.
- Keine Deodoranzien für den Intimbereich. Intimdeos, parfümierte Lotionen und reizende Sprays nicht verwenden. Konservierungsmittel und Duftstoffe, wie sie in einigen feuchten Toilettentüchern, Feuchttüchern und Intimsprays enthalten sind, können die Haut irritieren und für allergische Reaktionen sorgen.
- Keine Scheidenspülungen (Beeinträchtigung des natürlichen Säureschutzmantels im Scheidenbereich. Die Vagina reinigt sich selbst durch die verschiedenen Regulationsfaktoren des vaginalen Mikrobioms).
- Der Genitalbereich wird nach dem Toilettengang – zur Vermeidung der rektovaginalen Kolonisation von Darmkeimen – von vorne nach hinten vorsichtig gereinigt (von der Harnblase über die Vagina zum Damm hin abwischen, nie zweimal mit demselben Stück Toilettenpapier).
- Täglicher Slipwechsel. Slips tragen, die bei 60 °C gewaschen werden können.
- Slipeinlagen, Binden und Tampons wechseln, sobald sie feucht sind.
- Tragen von Baumwollunterwäsche statt Synthetik – Baumwolle ist saugfähig und luftdurchlässig, sodass die Genitalregion trocken ist. Moderne Mikrofasern sind

ebenfalls luftdurchlässig, und viele davon sind bei 60 °C waschbar. Atmungsaktive Wäsche schützt die natürliche Vaginalflora.
- Keine Kleidung tragen, die im Intimbereich einengt (z. B. enge Jeans) und die Luftzirkulation hemmt. Eng anliegende Kleidung, Unterwäsche aus Kunstfasern, Slip-Einlagen mit Kunststoff-Folie sowie Nylon-Strumpfhosen sorgen für einen Wärme- und Feuchtigkeitsstau im Genitalbereich.
- Handtücher, Waschlappen und Unterwäsche täglich wechseln und bei mindestens 60 °C waschen, eventuell unter Zusatz eines Hygienespülers.
- Vor und nach dem Geschlechtsverkehr Entleerung der Harnblase.
- Intimrasuren im Genitalbereich werden nass und mit frischer Klinge durchgeführt. Auf Trockenrasur und Enthaarungscremes verzichten. Nach der Rasur Durchführung der Hautpflege mit rückfettenden Substanzen, sodass die Haut nicht austrocknet, und außerdem desinfiziert wird.
- Ein geeignetes modernes Genitalpflegemittel soll frei von Seife, Parfüm und Alkohol sein und den natürlichen pH-Wert des äußeren Genitale erhalten.

18.4.2 Hautfettung im Perianalbereich

> Im Perianalbereich ist es besonders wichtig, eine Stabilisierung der Mikrobiota auf der intakten Hautoberfläche zu erhalten, um Infektionen und anovulvären Irritationen vorbeugen zu können. Besonders zu beachten ist die Fettung der Haut, die mehrmals täglich vulvär und perianal durchzuführen ist.

Die Hautfettung ist eine wichtige Begleitmaßnahme nach einer antiinfektiven Therapie. Sie stellt auch eine allgemeine Rezidivprävention unter dem Aspekt dar, dass eine Verschiebung einer hohen Populationsdichte von Mikroorganismen aus dem Darmbereich in die Genitalzone vermieden wird.

Die Haut soll intakt und geschmeidig gehalten werden. Die zu berücksichtigen Maßnahmen zielen dabei auf Reinigung, Geweberegeneration, Befeuchtung und Rückfettung. Die dabei einzusetzenden Produkte sind seifenfreie Waschlotionen, Emollenzien u. a., aber keine Intimsprays.

Die Hautflächen um die äußeren Geschlechtsorgane, Damm und After sind durch eine Vielzahl von Mikrobiota besiedelt, die sich auch im Mikrobiom des Genitoanalbereichs in einem ökologischen Gleichgewicht befinden und die physiologische rektovaginale Rekolonisation der Vaginalflora begünstigen. Zur Vermeidung von Störungen in diesem Ökosystem und der Ansiedlung von Fremdkeimen, die z. B. im Zusammenhang mit Hautirritation nach Behandlung von Vulvovaginalinfektionen oder nach Mazerationen auftreten können, gilt es, die Schutzschicht der Haut zu erhalten.

Die Hautpflege besteht in diesem Bereich in einer Befeuchtung und Rückfettung mit einer fetthaltigen Creme (Klaschka 1992).

18.5 Menstruationshygiene

Während der Menstruation besteht ein erhöhtes Risiko für Infektionen, latente Entzündungen neigen zur Exazerbation. Unter diesen Aspekten ist die korrekte Durchführung von Hygienemaßnahmen im Genitalbereich auch in dieser Zeit notwendig.

Die Menstruationshygiene umfasst die tägliche Reinigung des äußeren Genitale und den hygienischen Blutungsschutz.

18.5.1 Tägliche Genitalreinigung und Pflege

Während der Periode genügen die üblichen Maßnahmen der allgemeinen Körperhygiene.

Solange die Menstruationsblutung anhält, ist es empfehlenswert, sich mehrmals täglich mit klarem Wasser zu waschen. Zur täglichen Pflege des Genitalbereichs sind auch während der Menstruation spezielle milde und hautfreundliche Intim-Waschlotionen gut geeignet, weil sie die natürliche Säurebarierre der Haut unterstützen. Die Genitalregion wird, wenn nötig, mehrmals am Tag mit einer milden Lotion gewaschen.

Intravaginale Spülungen dürfen nicht durchgeführt werden. Sie stören die biologischen Selbstreinigungsmechanismen der Vagina.

Intimsprays können bei hautempfindlichen Frauen allergische Vulvitiden und Kolpitiden hervorrufen.

18.5.2 Hygienischer Blutungsschutz

Für den hygienischen Blutungsschutz stehen zwei Systeme zur Auswahl:

- die äußerlich getragene Vorlage (Binde, Slipeinlage),
- die intravaginale Einlage (Tampon).

Frauen und Mädchen können diesbezüglich unter einer Vielzahl von im Handel angebotenen Methoden und Produkten auswählen – ganz nach ihren persönlichen Vorlieben, Lebensalter und Lebenssituation (s. unten). Die Wahl des Menstruationsschutzes ist ebenso wie die Wechselfrequenz der Hygieneartikel von vielen individuellen Faktoren abhängig.

Grundsätzlich gilt, dass jede Frau sowohl den Wechselrhythmus als auch den für sie am besten geeigneten Menstruationsschutz selbst herausfindet.

Tampon

Tampons bestehen aus einem aufgerollten und zusammengepressten Wattevlies und sind meistens als sog. Digital-Tampons unterschiedlicher Größe im Handel.

Die Edana (Zusammenschluss von Herstellern) hat für Europa Richtlinien erlassen, wonach Tampons in verschiedene Saugfähigkeiten unterteilt werden. Diese Grade werden auf der Verpackung in Tröpfchen angegeben. So steht beispielsweise 1 Tropfen für leichte Saugfähigkeit, und 6 Tropfen stehen für höchste Saugfähigkeit.

Die Tampon-Hersteller verwenden oftmals eigene Bezeichnungen für die Saugfähigkeiten, wie beispielsweise »Mini«, »Normal« oder »Super«, dennoch ist die Anzahl der Tropfensymbole bei allen gleich geregelt.

Der Tampon absorbiert die Absonderung bereits im mittleren Scheidendrittel. Es wird durch das Tragen eines Tampons die Aktionsfähigkeit nicht eingeschränkt und damit die Menstruation auch als weniger belastend eingestuft.

Vor Menstruationsgeruch sind Verwenderinnen von Tampons weitgehend sicher, da das Blut im Inneren des Körpers aufgefangen wird, bevor es an die Luft tritt.

Menstruationstampons bewirken weder eine Selektion noch eine Wachstumsförderung der Keime, die vaginale Ökologie bleibt unbeeinflusst.

Jede Frau kann sich mit Tampons an jedem Tag der Regel vollkommen sicher fühlen, wenn die Relation zwischen der Stärke der Menstruation und der angebotenen Saugleistung des Tampons stimmt. Dies wird durch die Wahl der richtigen Größe und durch Beachtung der Wechselfrequenz erreicht. Der Tampon wird gewechselt, wenn er vollgesogen ist, also bei stärkerer Blutung häufiger als bei schwacher.

■ Vor- und Nachteile

Vorteile

- Ein Tampon nimmt die Menstruation bereits im Inneren des Körpers auf und kann somit auch im Wasser getragen werden (Hygienemittel der Wahl für alle Schwimmerinnen).
- Mit einem Tampon bleibt der Slip hygienisch rein und frei von unangenehmen Gerüchen.
- Menstruationstampons bewirken weder eine Selektion noch eine Wachstumsförderung der Keime, die vaginale Ökologie bleibt unbeeinflusst.

Nachteile

- Das Einführen des Tampons benötigt einige Übung, ist jedoch dank sanfter Oberflächen und Mini-Größen heute sehr einfach durchzuführen.
- Einige Frauen empfinden Tampons jedoch während des Tragens als störend; in diesem Fall sind Binden die bessere Wahl.
- Im Wochenbett sollen Tampons nicht eingesetzt werden. Tampons erhöhen nach der Geburt die Infektionsgefährdung für eine Endometritis und können die Haut der Vaginalwand zu sehr austrocknen.

■ Toxisches Schocksyndrom

Das toxische Schocksyndrom (TSS) wurde in den 1980er Jahren zuerst bei jungen menstruierenden Frauen beschrieben, die hochsaugfähige Vaginaltampons bei einer längeren intravaginalen Liegezeit verwendeten. Damals traten bei jungen Mädchen, die sog. Super-Tampons zur Monatshygiene verwendet hatten, allgemeine Symptome einer Sepsis oder Blutvergiftung auf (»Tamponkrankheit«).

Das TSS ist eine durch Bakterientoxine hervorgerufene lebensbedrohliche toxische Multiorganerkrankung. Die Ursache für die Entstehung dieses Krankheitsbildes besteht in einer Lokalinfektion mit Staphylokokken, aber auch Streptokokken in der Vagina. Die Bakterienstämme setzen bei einer starken Vermehrung der Erreger das Toxin TSST-1 frei. Das Toxin ist ein Superantigen, das eine unkontrollierte Zytokinfreisetzung auslöst und bei gleichzeitigem Fehlen von protektiven TSST-1-Antikörpern zu der sepsisartigen schweren Erkrankung führt.

Es kann aber nicht unmittelbar daraus geschlussfolgert werden, dass speziell die Tampons alleine die Verursacher eines TSST sind. Vielmehr ist anzunehmen, dass beim Zusammentreffen einer vermehrten Anzahl hochtoxischer *Staphylococcus-aureus*-Stämme und bei gleichzeitig bestehenden TSST-1-Antikörpermangel mit dem als Nährboden für die Erreger wirkenden Menstrualblut und mit Tampons, die mit einer hohen Saugkraft und längerer vaginaler Verweildauer benutzt werden, die Gefahr für die Auslösung des TSS besteht.

Die Häufigkeit des TSS wird bei menstruierenden Frauen auf 1:100.000 geschätzt (Friese et al. 2013). Mehr als die Hälfte des TSS tritt bei Frauen während der Periode und bei gleichzeitigem Gebrauch von Tampons auf.

Prävention des toxischen Schocksyndroms
- Intravaginale Liegezeit der Tampons max. 4–6 h
- vor dem Einführen oder Entfernen eines Tampons sorgfältige Händewaschung
- Immer die kleinste notwendige Tampongröße verwenden, supersaugfähige Tampons aus synthetischen Materialien sind zu vermeiden
- Tampons aus 100 % Biobaumwolle reduzieren das Risiko, dass sich Bakterien bilden können, die das TSS verursachen
- Tampons außerhalb der Regelblutung nicht verwenden, da sie die Scheide austrocknen

---

Binden

Von vielen Frauen werden als Menstruationsschutz Binden, die aus Zellulose gefertigt sind, bevorzugt. Die Blutung lässt sich genau verfolgen, und der Zeitpunkt für einen Bindenwechsel kann exakt bestimmt werden.

Die Binden werden an einem Ort getragen, der eigentlich keinen Raum dafür bietet, sie erreichen auch nicht direkt die Austrittstelle des Menstruationsblutes. Das Menstruationsblut gelangt nur auf Umwegen in die Vorlage und benetzt dabei den Scheidenvorhof, die Innenflächen der Labien sowie behaarte Hautpartien.

Binden stehen in unterschiedlichster Form und Größe sowie als parfümierte und unparfümierte Varianten zur Verfügung. Sie haben einen Klebestreifen oder einen sog. Flügel, mit dem ein guter Sitz im Slip gewährleistet wird, sodass sie haftenbleiben und nicht verrutschen. Hinsichtlich ihrer Dicke, Länge und Breite können sie ausgewählt und den individuellen Bedürfnissen angepasst werden.

Binden, die aus Plastikmaterial gefertigt wurden, können zu allergischen Reaktionen mit heftigen Entzündungen der Labien führen. Duftstoffe in parfümierten Binden reizen bei manchen Frauen den Scheideneingang und die Urethra.

Binden in der Gynäkologie und Geburtshilfe Große Binden werden in der Gynäkologie und Geburtshilfe als sog. Vorlagen, verwendet. Sie dienen insbesondere zum Auffangen von Blut, Fruchtwasser und Lochialfluss.

Ein Nachteil, welcher durch moderne Herstellungsprozesse weitestgehend minimiert werden soll, ist die mögliche Geruchsentwicklung. Werden die Binden nicht rechtzeitig gewechselt, kann das Menstruationsblut in Kombination mit Sauerstoff insbesondere an wärmeren Tagen unangenehm riechen. Dies passiert deutlich schneller, als es beispielsweise bei einem Tampon der Fall ist.

Anwendung von Tampons und Binden
- Tampons und Binden regelmäßig wechseln und an die Blutungsstärke anpassen
- Bei relativ starken Blutungen des 1. und 2. Zyklustages ist Menstruationsbinden der Vorzug zu geben; mit abklingender Periode kann auf Tampons übergegangen werden
- Tampons sollten während der ersten 2–3 Tage regelmäßig

> gewechselt werden (alle 3–6 h, je
> nach Blutungsstärke), danach ist es
> ausreichend, alle 4–8 h zu wechseln
> - Für die abklingenden Tage gibt es
>   extrakleine Tampons
> - Nur Binden verwenden, die nicht
>   mit Kunststoff beschichtet sind,
>   denn die Feuchtigkeit staut sich
>   im Bindeninneren und bildet so
>   einen optimalen Nährboden für
>   Pilze und Bakterien; Binden müssen
>   luftdurchlässig sein
> - Duftstoffe in parfümierten Binden
>   können Scheideneingang und
>   Harnröhrenausgang reizen

Watte

Die Verwendung von Watte als Blutungsschutz während der Menstruation ist unzulässig und aus hygienischen Gründen nicht vertretbar. Watte fusselt und kann mit dem Menstruationsblut und der Schambehaarung verkleben. Blutverklebte Wattereste führen in der Vagina zu Infektionen und den Symptomen Fluor vaginalis und Pruritus, zudem entstehen unangenehme Geruchsbildungen.

Slipeinlagen

Es gibt eine Vielzahl verschiedener Marken und Formen von Slipeinlagen, die für verschiedene Gelegenheiten vielseitig benutzen werden können. Sie dienen als täglicher hygienischer Wäscheschutz, der außerhalb der Regel verwendet wird. Frauen können sich Slipeinlagen zunutze machen, um sich den ganzen Tag frisch und sauber zu fühlen.

Slipeinlagen bieten einen ausreichenden Schutz bei Miniblutungen, Fluor vaginalis und post kohabitationem, außerdem haben sie sich auch als hygienischer Wäscheschutz bei intravaginaler Medikamentenapplikation bewährt.

Auch während der Schwangerschaft sind Slipeinlagen als Wäscheschutz benutzbar.

Slipeinlagen bestehen aus einer Kunststofffolie und einer extrem dünnen saugfähigen Auflage. Sie müssen atmungsaktiv sein, um

Infektionen und Geruchsbildungen zu vermeiden. Die luftdurchlässigen Versionen sind besonders körperfreundlich.

Der Gebrauch von Slipeinlagen ist sehr einfach. Sie haben auf der Unterseite langgezogene Klebestreifen. Mit dieser Seite werden sie direkt auf den unteren Bereich des Slips oder des Tangas angeklebt und anschließend festgedrückt. Bei sensibler Haut ist es sinnvoll, Slipeinlagen zu verwenden, die von den Herstellern dermatologisch getestet wurden.

Der Wechsel der Slipeinlagen kann bei Frauen mit wenig Fluor vaginalis einmal morgens und einmal abends erfolgen. Frauen mit stärkerem Fluor müssen die Slipeinlage eventuell mehrmals am Tag wechseln.

Slipeinlagen werden auch als Zusatzschutz in Kombination mit Tampons getragen.

> **Hinweis**
>
> Tampons, Binden, Slips verursachen Verstopfungen im Abwassersystem, wenn sie einfach in der Toilette entsorgt werden. Deshalb werden diese Artikel in einen speziellen Hygienebehälter oder Abfalleimer gegeben und in Müllverbrennungsanlagen sauber und rückstandsfrei beseitigt. In der Toilette der Frauenarztpraxis sind Hygienebeutel zur Entsorgung von Hygieneartikeln in einem Abfalleimer bereitzustellen. Die gebrauchten Hygieneartikel können auch in Toilettenpapier eingewickelt und dann im Hausmüll entsorgt werden.

Menstruationstasse

Menstruationstassen, die aus flexiblem Silikon, Latex oder dem Kunststoff TPE bestehen, werden vaginal appliziert. Sie fangen das Menstruationssekret je nach Größe des Modells mit bis zu 48 ml Flüssigkeit auf und ersetzen so Tampon und Binde. Die mit Menstruationsblut gefüllte Tasse wird aus der Vagina entnommen, geleert, ausgespült und wieder eingesetzt.

Hygienemaßnahmen beim Umgang mit Menstruationstassen

- Vor dem Einführen und nach dem Herausnehmen des Menstruationsbechers: Hände waschen!
- Den Becher je nach Stärke der Periode nach 8 h, maximal nach 12 h, entleeren
- Nach dem Entfernen aus der Vagina den Inhalt der Menstruationstasse in die Toilette kippen
- Säuberung unter fließendem lauwarmem Wasser mit einer milden Seife
- Kein Desinfektions- oder andere scharfe Reinigungsmittel verwenden!
- Tasse in einem sauberen, atmungsaktiven Behälter bis zum nächsten Zyklus aufbewahren

18

Hygienische Aspekte in der Migrationsmedizin

Die gynäkologische Praxis steht in jüngerer Zeit einer neuen Herausforderung gegenüber: Vermehrt treffen internationale Patientinnen in den Praxen ein. Neben der möglicherweise häufiger vorhandenen Sprachbarriere oder unterschiedlichen Definitionen der Geschlechterrollen bzw. des Umgangs mit Sexualität im Vergleich zu mittel- und westeuropäischen Herkunftsländern gilt es über eine erhöhte Empathie und Rücksichtnahme seitens des Gynäkologen hinaus, auch medizinische und krankenhaushygienische Aspekte zu beurteilen, die möglicherweise mit einer Flucht in Zusammenhang stehen.

So sind einerseits in manchen Regionen die Prävalenzraten von multiresistenten Erregern höher als vergleichsweise in Deutschland, andererseits stellt aber auch eine Flucht ein hygienisches Risiko zur Entwicklung einer Infektion oder Besiedelung mit Krankheitserregern dar. Weniger ist die Herkunft der Patientinnen entscheidend als die hygienischen Bedingungen, unter denen die Flucht möglicherweise stattgefunden hat. Beispielsweise kann die zeitweise Unterbringung von sehr vielen Menschen auf engem Raum bereits ein erhöhtes Risiko für Infektionen und Transmissionen darstellen (Löscher 2015).

Wissenschaftliche Daten legen den Schluss nahe, dass internationale Patienten (respektive Patienten die aus ausländischen Krankenhäusern zu nationalen Krankenhäusern überwiesen wurden) sowie Patienten, die eine Flucht hinter sich bringen konnten, ein höheres Risiko einer Besiedlung mit einem multiresistenten Erreger aufweisen (Mutters et al. 2015; Reinheimer et al. 2017). Vor allem multiresistente gramnegative Bakterien stehen hier im Vordergrund. Eine Behandlung solcher Patienten ist unter strenger Beachtung von Basishygienemaßnahmen problemlos möglich.

Des Weiteren zeichnet sich ab, dass internationale Patienten, die eine Flucht durchlebten, häufiger auch einen Kontakt zu Patienten mit aktiver Tuberkulose hatten und hierdurch ein höheres Risiko aufweisen, an Tuberkulose zu erkranken. Bestimmte Herkunftsländer besitzen ohnehin deutlich höhere Tuberkulose-Infektionsraten als Deutschland. Auch wenn die Diagnose einer pulmonalen Tuberkulose nicht per se Fokus in einer gynäkologischen Praxis darstellt, sollte eine aktive pulmonale Tuberkulose zumindest anamnestisch abgeklärt werden, und bei Vorliegen passender Symptome (z. B. Husten, Nachtschweiß, Fieber) sollten entsprechende Hygienemaßnahmen (z. B. FFP2-Maske, Patientin nicht hustend im Warteraum belassen, suffiziente Lüftung nach der Behandlung gewährleisten) zum Eigen-, Personal- und Patientenschutz umgehend eingeleitet werden (Ritz et al. 2015).

Selbstverständlich sollte bei einer gynäkologischen Untersuchung auch extrapulmonalen Tuberkuloseinfektionen Beachtung geschenkt werden, auch wenn hier anzumerken ist, dass diese in ihrer Inzidenz sehr viel niedriger sind und eher eine Seltenheit darstellen. Aktuelle Daten zu internationalen Patienten zur extrapulmonalen Tuberkulose liegen nicht vor. Ebenso liegen keine Daten zur HIV-Prävalenz in diesem Patientenkollektiv vor. Jedoch gibt es Regionen (beispielsweise in Afrika), in denen eine hohe HIV-Prävalenz in der Allgemeinbevölkerung besteht, sodass auch hier auf eine Einhaltung von Basishygienemaßnahmen geachtet werden muss.

Eine australische Studie ergibt den Hinweis auf ein erhöhtes Risiko in Bezug auf gynäkologische Komplikationen im Zusammenhang mit Schwangerschaft und Geburt (z. B. Gestationsdiabetes, Fehlgeburtlichkeit) insbesondere bei Patientinnen aus Afrika (Gibson-Helm et al. 2014). Ob sich diese Daten auf die Allgemeinheit der internationalen Patientinnen in Deutschland übertragen lassen, ist jedoch nicht beurteilbar.

> **Insgesamt stellt die Einhaltung der Basishygienemaßnahmen, wie im Übrigen bei jeder anderen nationalen Patientin, den wichtigsten Aspekt bei der Behandlung internationaler Patientinnen dar.**

Der niedergelassene Frauenarzt sollte eine erhöhte Aufmerksamkeit auf die Tuberkulose richten und zudem beachten, dass auch die

Möglichkeit eines erhöhten Infektionsrisikos z. B. für Erreger von Krätze (Skabies), HIV-, Hepatitis-B- und -C-Infektionen bei Aufenthalt unter hygienisch mangelhaften Bedingungen während der Flucht besteht (Burchard 2015).

Ein generelles breites Screening auf Infektionserreger, wie z. B. HIV, HCV, MRE (multiresistente Erreger), Krätze, Tuberkulose etc. kann nicht allgemein empfohlen werden, sollte jedoch bei begründetem Verdacht und bei Vorliegen von Symptomen erwogen bzw. durchgeführt werden.

- **Screening von Asylsuchenden auf multiresistente Erreger**

Zusammenfassende Stellungnahme des RKI

- Ein generelles MRE-Screening bei Aufnahme in eine Unterkunft ist derzeit nicht angezeigt.
- Ein MRE-Screening bei Aufnahme in ein Krankenhaus ist geboten bei Patienten aus Hochendemiegebieten, die Kontakt zum Gesundheitssystem in ihrem Heimatland oder im Verlauf ihrer Flucht hatten (s. entsprechende KRINKO-Empfehlungen).

Serviceteil

© Springer-Verlag GmbH Deutschland, ein Teil von Springer Nature 2018
G. Neumann, N.T. Mutters, *Hygiene und Infektionsprävention in der Frauenarztpraxis*,
https://doi.org/10.1007/978-3-662-56367-0

Glossar zu fachspezifischen Hygienebegriffen

Adhäsion Anheftung von Mikroorganismen an Oberflächen. Diese wird u. a. über spezielle Anheftungsstrukturen (Pili, Fimbrien, Adhäsine) sowie Wechselwirkungen zwischen biologischer Oberfläche und Mikroorganismus vermittelt.

Aliens Von lat. *alienus* (fremd, fremdartig). Im Zusammenhang mit der mikroskopischen Abstrichdiagnostik werden Fremdorganismen im vaginalen Mikrobiom als Aliens bezeichnet.

Antibiotikaresistenz Eigenschaft von Mikroorganismen, die Wirkung von antibiotisch aktiven Substanzen zu neutralisieren.

AMG (Arzneimittelgesetz) Das Gesetz regelt den Verkehr mit Arzneimitteln im Interesse einer ordnungsgemäßen und sicheren Arzneimittelversorgung von Mensch und Tier.

Antimikrobiell Wirksam gegen Mikroorganismen, allgemeiner Wirksamkeitsbegriff (beinhaltet keine Angaben zu Art und Umfang der Wirkung).

Antiseptikum Gegen Wundinfektionen örtlich wirksames Arzneimittel.

Antiseptisch Keimabtötend.

Arzneimittel Stoffe oder Zubereitungen, die dazu bestimmt sind, durch Anwendung am oder im menschlichen oder tierischen Körper Krankheitserreger, Parasiten oder körperfremde Stoffe abzuwehren, zu beseitigen oder unschädlich zu machen.

Zulassungspflichtige Arzneimittel: Hände-, Haut-, Schleimhaut- und Wunddesinfektionsmittel werden korrekt als Antiseptika bezeichnet und sind in Deutschland zulassungspflichtige Arzneimittel.

Autoklav Gerät das geeignet ist zur Sterilisation von hitzebeständigen Maschinen und Geräten durch Dampfdruck. Es wird auch zur regelmäßigen Reinigung von Reinigungsmaschinen und -geräten, die steril sein müssen, genutzt.

Bakteriostase Vermehrungshemmung bzw. Wachstumshemmung von Bakterien. Chemische Desinfektionsmittel üben in einem gewissen Konzentrationsbereich eine wachstumshemmende Wirkung gegenüber Bakterien aus. Ein Maß für die wachstumshemmende Wirkung eines Präparates ist der MHK-Wert. Dieser Wert gibt die minimale Hemmkonzentration

eines antimikrobiellen Stoffes an. Bei Konzentrationserhöhung erfolgt bei chemischen Desinfektionsmitteln i. Allg. der Übergang in den bakteriziden Wirkungsbereich.

Bakterizidie Abtötung von Bakterien durch thermische, chemothermische und chemische Verfahren.

Behandlungsindikator Dient der Kontrolle, ob das Sterilgut dem Sterilisationsprozess ausgesetzt war, und beruht auf einer chemischen Reaktion. Relativ unspezifisch, da durch verschiedene Faktoren beeinflussbar.

BfArM Bundesinstitut für Arzneimittel und Medizinprodukte zuständig u. a. für die Zulassungen von Arzneimitteln.

BVL Bundesamt für Verbraucherschutz und Lebensmittelsicherheit.

Bioakkumulation Fähigkeit von fettlöslichen Chemikalien, sich innerhalb einer Nahrungskette anzureichern. Spielt im Desinfektionsmittelbereich bei halogenierten Phenolen eine Rolle.

Biofilm Schleimschicht (extrazelluläre Matrix), in der Mikroorganismen eingebettet sind. Entstehung an Grenzflächen in wässrigen Systemen, im vaginalen mikroökologischen System z. B. durch Adhärenz von Bakterien an der Vaginalepithelzelle.

Bioindikator Mikroorganismen auf einem Trägermaterial zur Prüfung der Wirksamkeit von Sterilisations- und Desinfektionsverfahren anhand der Abtötung der im Präparat enthaltenen Testkeime.

Biozide Substanzen und Produkte die Schädlinge wie Insekten, Mäuse, Ratten, aber auch Algen, Pilze und Bakterien bekämpfen. Die Biozide werden eingesetzt als antibakterielle Putz- und Desinfektionsmittel, Holzschutzmittel, Mückenspray und Ameisengift.

BZgA Bundeszentrale für gesundheitliche Aufklärung.

CE-Kennzeichnung Mit der CE-Kennzeichnung erklärt der Hersteller oder EU-Importeur gemäß EU-Verordnung 765/2008, dass ein Produkt den geltenden Anforderungen, die in den Harmonisierungsrechtsvorschriften der Gemeinschaft über ihre Anbringung festgelegt sind, genügt. Die Kennzeichnung besteht aus dem CE-Logo, (ggf.) in Verbindung mit der 4-stelligen Kennnummer der beteiligten benannten Stelle, falls diese mit der Prüfung der Konformität befasst war.

CEN Europäisches Komitee für Normung (**C**omité **E**uropéen de **N**ormalisation) erarbeitet Normen zur Prüfung der Wirksamkeit von Desinfektionsmitteln und Antiseptika, die dann für die gesamte EU gültig sein sollen.

CTFA Bezeichnungen des amerikanischen Fachverbandes **C**osmetics **T**oiletries and **F**ragancy **A**ssociation.

Denaturierung Bezeichnet die Aufspaltung der DNA-Doppelstränge in ihre beiden Einzelstränge sowie auch die Konformationsänderung eines Proteins oder von DNA durch Chemikalien oder Hitze.

Dampfsterilisieren Sterilisieren mit gesättigtem Wasserdampf von mindestens 120 °C.

Dekontamination Entfernung einer Kontamination, einer zu gesundheitlicher Gefährdung führenden Verunreinigung eines Organismus oder Gegenstandes.

Deodoranzien Mittel, mit deren Hilfe unangenehm riechende Geruchsstoffe wie Aldehyde oder niedere Fettsäuren gebunden werden. Die Deodorantwirkungen beziehen sich insbesondere auf die Überdeckung von Schweißgeruch, die Bindung des Körpergeruchs und auf eine Bakterienhemmung.

Desinfektion Bezweckt die Abtötung bzw. irreversible Inaktivierung von krankheitserregenden Keimen an und in kontaminierten Objekten sowie die Unterbrechung von Infektionsketten. In Deutschland müssen Desinfektionsmittel im Sinne der in festgelegten Testverfahren üblicherweise eine Keimreduktion von mindestens 5 Log-Stufen zeigen (z. B. von 100.000 Keinen auf 1 Keim pro ml).

Desinfektionsmittel Desinfektionsmittel werden benutzt, um Krankheitserreger abzutöten oder zu inaktivieren. Es gibt verschiedene Listen mit geprüften Desinfektionsmitteln und -verfahren, in denen diese nach verschiedenen Einsatzbereichen aufgeführt sind: Instrumentendesinfektionsmittel fallen unter das Medizinproduktegesetz (MPG) und müssen, um in Europa verkehrsfähig zu sein, das CE-Zeichen tragen. Reine Flächendesinfektionsmittel fallen in den Bereich »Biozide«. Hersteller von Medizinprodukten bestimmen die Anzahl der möglichen Aufbereitungen.

Desinfektionstücher Gebrauchsfertige Tücher für die Desinfektion von Oberflächen.

Detergenzien In Reinigungsmitteln verwendete Stoffe, welche die Grenzflächenspannung zwischen der zu reinigenden Oberfläche, dem Schmutz, und dem Lösemittel herabsetzen. Zu diesen Substanzen gehören

sowohl natürlich vorkommende als auch synthetisch hergestellte Tenside und Netzmittel.

Dispersion Eine Dispersion ist ein heterogenes Gemenge aus mindestens zwei Stoffen, die sich nicht oder kaum ineinander lösen oder chemisch miteinander verbinden. Dabei wird ein Stoff (disperse Phase, innere Phase oder Nebenphase) möglichst fein in den anderen Stoff (Dispersionsmittel, kontinuierliche Phase, äußere Phase oder Hauptphase) verteilt.

Diversität Die Diversität misst die effektive Anzahl der Spezies (Arten von Organismen) in dem jeweiligen Habitat.

Eintauchdesinfektion Bei der Eintauchdesinfektion wird ein Objekt oder Gerät komplett in ein flüssiges Desinfektionsmittel eingetaucht sodass an allen Punkten, die in direktem Kontakt mit der Flüssigkeit sind, eine Desinfektion erfolgt. Eine Tauchbaddesinfektion kann nur für wasserdichte oder nichtelektrische Geräte angewendet werden.

Emollenzien Stoffe, die verloren gegangene Lipide in der Haut ersetzen (Rückfetter, Weichmacher).

Emulgatoren Emulgatoren sind Hilfsstoffe, die benötigt werden, um zwei nicht miteinander mischbare Flüssigkeiten wie z. B. Wasser und Öl zu einem fein verteilten Gemisch zu vermengen und zu stabilisieren.

Emulsion Fein verteiltes Gemisch zweier verschiedener (normalerweise nicht mischbarer) Flüssigkeiten ohne sichtbare Entmischung. Beispiele für Emulsionen sind zahlreiche Kosmetika.

Feuchtigkeitsspender Wasserbindende Stoffe, die Feuchtigkeitsverlust ausgleichen.

Filterklasse FFP 2 Halbmasken mit austauschbaren Partikelfiltern und einteilige partikelfiltrierende Halbmasken mit P2-Filter: Filter der Filterstufe P2 schützen bis zum 10-Fachen des Grenzwertes gegen mindergiftige bzw. gesundheitsschädliche Partikel.
Halbmasken mit austauschbaren Partikelfiltern und einteilige partikelfiltrierende Halbmasken mit P3-Filter: Filter der Filterstufe P3 schützen bis zum 30-Fachen des Grenzwertes gegen giftige bzw. hochgiftige Partikel.

Helix-Teststreifen Leistungstest für Autoklaven mit Dampfdurchdringung. Mit dem Teststreifen wird festgestellt ob der während des Sterilisationszyklus und der Dampfdurchdringung erhaltene Druck zufriedenstellend war. Er bietet eine Möglichkeit, die Einhaltung von Patientensicherheit und Sterilitätsstandards zu dokumentieren.

Hygiene Nach einer Definition der Deutschen Gesellschaft für Hygiene und Mikrobiologie: die Lehre von der Verhütung der Krankheiten und der Erhaltung und Festigung der Gesundheit. Unter Hygiene werden auch alle Verhaltensweisen verstanden die geeignet sind, die Übertragung von Krankheitserregern zu verhindern.

Hygieneplan Der Hygieneplan legt Richtlinien für sämtliche Maßnahmen in den einzelnen Tätigkeitsbereichen einer medizinischen Einrichtung fest die insbesondere die Reinigung, Desinfektion, Sterilisation sowie Ver- und Entsorgungsvorgänge betreffen. Er dient dem Schutz von Patienten und Personal vor Gesundheitsschädigungen. Der Plan dient als innerbetriebliche Dienstanweisungen, die regelmäßig zu überprüfen sind.

Inaktivierung Infektiositätsverlust von Viren oder Prionen durch die Einwirkung verschiedener Substanzen, von Hitze oder Strahlung.

Infektion Aufnahme eines Krankheitserregers und seine nachfolgende Entwicklung oder Vermehrung im menschlichen Organismus.

Kohortenisolierung Unterbringung von Personen in einem Raum über den Zeitraum des Auftretens einer bestimmten Krankheit.

Kontamination Anhaftung von Mikroorganismen an Instrumenten, Oberflächen oder Händen mit der Gefahr einer Weiterverbreitung.

Konservierung Verlängerung der Haltbarkeit von Gegenständen durch eine Minderung der chemischen Alterung. Sie verhindert oder verzögert physikalische Zersetzungsprozesse, die z. B. durch Austrocknung oder Quellung entstehen, sowie chemische Zersetzungsprozesse wie Oxidation und Hydrolyse. Sie umfasst auch eine Minderung von Verschleiß und Korrosion.

Korrosionsinhibitoren Stoffe, die die Bildung von Rost vermeiden.

Krankheitserreger Ein vermehrungsfähiges Agens (Virus Bakterium, Pilz, Parasit) oder ein sonstiges biologisches transmissibles Agens, das bei Menschen eine Infektion oder übertragbare Krankheit verursachen kann.

LAGA-Richtlinie Diese Richtlinie gibt praktische Ratschläge für die Entsorgung von Abfällen aus allen Einrichtungen des Gesundheitsdienstes, die im Rahmen der humanmedizinischen und tierärztlichen Versorgung und Forschung anfallen.

Leistungsqualifikation (LQ) Die Leistungsqualifikation ist das Erbringen und Dokumentieren des Nachweises, dass ein Gerät, so wie es installiert ist und entsprechend den Betriebsabläufen betrieben wird, dauerhaft in Übereinstimmung mit den vorbestimmten Kriterien arbeitet und dadurch Produkte erzeugt werden, die ihre Spezifikationen erfüllen.

Levurozid Levurozid ist ein Desinfektionsmittel aus der Familie der Fungizide und wirkt abtötend gegen Hefepilze.

Medizinproduktegesetz Mit dem Medizinproduktegesetz werden die europäischen Richtlinien über aktive implantierbare medizinische Geräte (90/385/EWG), über Medizinprodukte (93/42/EWG) und über In-vitro-Diagnostika (98/79/EG) in nationales Recht umgesetzt. Es regelt insbesondere die Voraussetzungen für das Inverkehrbringen und die Inbetriebnahme von Medizinprodukten.

Mikrobiom humanes Unter ökologischen Aspekten bezeichnet das humane Mikrobiom die Ansammlung von Mikroorganismen im menschlichen Körper. Der Begriff wird auch verwendet für die kollektiven Genome von bestimmter Mikrobiota.

MRSA Methicillin-resistente *Staphylococcus-aureus*-Bakterien. Es handelt sich um eine Form der Antibiotika- oder Virostatikaresistenz bei der Bakterien oder Viren gegen mehrere verschiedene Antibiotika bzw. Virostatika unempfindlich sind.

Multiresistenzen

3MRGN Multiresistente gram-negative Stäbchen mit Resistenz gegen 3 von 4 Antibiotikagruppen.

4MRGN Multiresistente gram-negative Stäbchen mit Resistenz gegen 4 von 4 Antibiotikagruppen.

Nosokomiale Infektion Infektion mit lokalen oder systemischen Infektionszeichen als Reaktion auf das Vorhandensein von Erregern oder ihren Toxinen, die im zeitlichen Zusammenhang mit einer stationären oder einer ambulanten medizinischen Maßnahme steht und im Krankenhaus erworben wurde.

Okklusiva Bezeichnung für Öle, die auf der Hautoberfläche einen dünnen Film bilden und somit den Wasserverlust vermindern.

Perlator Vorrichtung eines Strahlreglers (Mischdüse, Luftsprudler), der am Auslauf einer Sanitärarmatur (»Wasserhahn«) den Strahl formen und damit ein gleichmäßiges, spritzfreies Strömen des Wassers bewirken soll.

Recapping Wiederaufsetzen des Kanülenschutzes auf die gebrauchte Kanüle. Hierbei ist die Gefahr von Kanülenstichverletzungen besonders groß.

RKI Robert Koch-Institut, Berlin. Zuständig für Fragen der Hygiene und des Infektionsschutzgesetzes (IfSG).

Rückfettungsmittel Anwendung bei kosmetischen Zubereitungspräparaten. Während der Reinigung von der Haut aufgenommen helfen sie die Entfettung und Austrocknung der Haut zu verhindern oder zu mildern.

Sterilisation Bei der Sterilisation werden alle vorhandenen Mikroorganismen einschließlich Sporen abgetötet oder inaktiviert.

Sonderabfälle Aufgrund der Konsistenz oder des Schadstoffgehalts überwachungsbedürftiger Abfall, nicht zusammen mit Siedlungsabfällen entsorgbar.

Syndet Mit Syndet (synthetische Detergenzien) werden synthetische waschaktive Substanzen bezeichnet. Sie enthalten als Schaum- und Reinigungskomponenten waschaktive Substanzen die durch chemische Synthese gewonnen werden.

Toner Kosmetische Gesichtswässer, mit denen sich die Haut gründlich reinigen lässt.

Übertragbare Krankheit Eine durch Krankheitserreger oder deren toxische Produkte, die unmittelbar oder mittelbar auf den Menschen übertragen werden, verursachte Krankheit.

VAH-Liste Desinfektionsmittelliste, die herausgegeben wird von der Desinfektionsmittelkommission im Verbund für Angewandte Hygiene (VAH). Sie enthält alle von der Desinfektionsmittelkommission zertifizierten Präparate. Die Liste ist Grundlage für die Auswahl von Desinfektionsmitteln für die routinemäßige und prophylaktische Desinfektion in Krankenhaus und Praxis.

Validierung (Medizinprodukte) Nachweis für Herstellungsverfahren von Medizinprodukten im Praxiseinsatz.

Vigilanz Der Begriff Vigilanz bedeutet »Wachsamkeit«. Produkte werden über ihren gesamten Lebenszyklus der Herstellung Vermarktung und des Verkaufs beobachtet und bewertet. Dieses System gewährleistet maximale Sicherheit.

Literatur

AG Praxishygiene der Deutschen Gesellschaft für Krankenhaushygiene (2015) Hygienische Aspekte in der gynäkologischen Praxis – Leitfaden zu Organisation und Hygienemanagement in der Arztpraxis (Struktur- und Prozessqualität). Hyg Med 40–43

Ahrendt HJ, Friedrich C (2013) Verhütungsring – sexueller Komfort und Compliance. Frauenarzt 54:866–874

Ahrendt HJ, Friedrich C, Foth D (2013) Vaginale Kontrazeption – Akzeptabilität und Compliance. J Reproduktionsmed Endokrinol 11:168–174

Andrews WW, Schelonka R, Waites K et al (2008) Genital tract methicillin-resistant *Staphylococcus aureus*. Risk of vertical transmission in pregnant women. Obstet Gynecol 111:13–118

AWMF (2014a) Register Nr. 013/056. S1 Leitlinie 013/056: Berufliche Hautmittel: HautschutzHautpflege und Hautreinigung, aktueller Stand: 10/2014. ► http://www.awmf.org/uploads/tx_szleitlinien/013-056l_S1_Berufliche_Hautmittel_2014-10_verlaengert.pdf. Zugegriffen: 26. Febr. 2018

AWMF (2014b) S2k-Leitlinie Labordiagnostik schwangerschaftsrelevanter VirusinfektionenAWMF Registernummer 0093/001. (► http://www.awmf.org/uploads/tx_szleitlinien/093-001l_S2k_Labordiagnostik_schwangerschaftsrelevanter_Virusinfektionen_2014-05.pdf. Zugegriffen: 5. März 2018

AWMF (2015) Register Nr. 059/006 Klasse: S1 Leitlinie 059/006: STI/STD – BeratungDiagnostik und Therapie, aktueller Stand: 07/2015. ► http://www.awmf.org/uploads/tx_szleitlinien/059-006l_S1_STI_STD-Beratung_2015-07.pdf. Zugegriffen: 26. Febr. 2018

BfArMRKI (2005) Aufbereitung von Ultraschallsonden zur Anwendung in der Gynäkologie. ► http://www.bfarm.de

Burchard G (2015) Importierte Erkrankungen. Dtsch Med Wochenschr 140:797–804

Chen KT, Huard RC, Della-Latta P, Saiman L (2006) Prevalence of methicillin-sensitive and methicillin-resistant *Staphylococcus aureus* in pregnant women. Obstet Gynecol 108:482–487

Cramer M (2013) Praxis-HygieneQualitätsmanagement Gute Vorbereitung spart Ärger. Allgemeinarzt 12:26–29

Creech CB, Litzner B, Talbot TR, Schaffner W (2010) Frequency of detection of methicillin-resistant *Staphylococcus aureus* from rectovaginal swabs in pregnant women. Am J Infect Control 38:72–74

DAIG (Deutsche AIDS-Gesellschaft e. V.) (2013) Deutsch-Österreichische Leitlinien zur Postexpositionellen Prophylaxe der HIV-Infektion. ► http://www.daignet.de/site-content/hiv-therapie/leitlinien-1. Zugegriffen: 5. März. 2018

De Angelis G, Murthy A, Beyersmann J, Harbarth S (2010) Estimating the impact of healthcare-associated infections on length of stay and costs. Clin Microbiol Infect 16(12):1729–1735

Desinfektionsmittel-Kommission im VAH (2015) Aktuelle Anforderungen und Methoden zur VAH-Zertifizierung chemischer Desinfektionsverfahren. Stand 2. April 2015. Kommentar und Übergangsmodalitäten. HygMed 40(6):268–269

DGUV (2017) Sicheres Arbeiten in LaboratorienGrundlagen und Handlungshilfen. DGUV Information 213-850 Stand: April 2017

Dieckmann R, Boone I, Brockmann SO et al (2016) The risk of bacterial infection after tattooing – a systematic review of the literature Dtsch Arztebl Int 113:665–671

Elaut E (2012) Relation of androgen receptor sensitivity and mood to sexual desire in hormonal cotraception users. Contracept. 85:470–479

Europäische Leitlinien zum STI-Partnermanagement (2015) Frauenarzt 56: 558

Fachausschuss Qualität der DGSV e. V. (2016) Empfehlung 100: Rückverfolgung des Aufbereitungsprozesses. Zentralsterilisation 6: 411–413. ► https://www.dgsv-ev.de/wp-content/uploads/2016/09/AKQ_d_ZT_6_2016.pdfzuletzt. Zugegriffen: 11. Jan. 2018

Fachausschuss Qualität der DGSV e. V. (2017) Empfehlung 101: Aufbereitung von Ultraschallsonden. Zentralsterilisation 3:195–197. ► https://www.dgsv-ev.de/wp-content/uploads/2016/09/AKQ_d_ZT_3_2017_Aufbereitung-von-Ultraschallsonden.pdfzuletzt. Zugegriffen: 11. Jan. 2018

Friese K, Mylonas I, Schulze A (2013) Infektionserkrankungen der Schwangeren und des Neugeborenen. Springer, Berlin

GBA (2017) Empfehlungen zur einrichtungsbezogenen Qualitätssicherungs-Dokumentation 2017, IQTIG-Institut für Qualitätssicherung und Transparenz im Gesundheitswesen 2017

GBE Praxisbericht – Überwachung der Hygiene in gynäkologischen Praxen in Bremen. November 2008

Geisel B et al (2014) Rahmenhygieneplan Einrichtungen für das ambulante Operieren Stand Dezember 2014. ► https://www.uminfo.de/rahmenhygieneplaene/

lak-gesundheitseinrichtungen/rhp-lak-ambulantes-operieren-2014.pdf

Gibson-Helm M, Teede H, Block A et al (2014) Maternal health and pregnancy outcomes among women of refugee background from African countries: a retrospective, observational study in Australia. BMC Pregnancy Childbirth 14:392

Günther F, Merle U, Frank U et al (2016) Pseudobacteremia outbreak of biofilmforming *Achromobacter xylosoxidans* – environmental transmission. BMC Infect Dis 16:584

Günther F, Rudolph K, Frank U, Mutters NT (2017) Improvement of hand hygiene quality and compliance using bioburden measurement and online feedback in Germany. Infect Control Hosp Epidemiol 38(1):119–122

Heeg P, Neumann G (2002) Hygiene und Infektionsprävention in der Frauenarztpraxis. Infektiologische Empfehlungen und Leitlinien zur Diagnostik und Therapie in der Gynäkologie und Geburtshilfe. Medifact-publishing, München

Heudorf U, Herholz H, Kaiser R (2007a) Hygiene in der Arztpraxis – Teil 1 Grundlagen und Händehygiene. Hess Ärztebl 68:538–543

Heudorf U, Herholz H, Kaiser R (2007b) Hygiene in der Arztpraxis – Teil 2 Flächendesinfektion und Umgang mit Abfällen. Hess Ärztebl 68:609–611

Heudorf U, Herholz H, Kaiser R (2007c) Hygiene in der Arztpraxis – Teil 3 Instrumentenaufbereitung und Checkliste »Hygiene in der Arztpraxis«. Hess Ärztebl 68:659–663

Heudorf U, Hofmann H, Kutzke G, Otto U (2007d) Aufbereitung von Ultraschallsonden im Krankenhaus – ein nicht zu vernachlässigendes Thema. Hyg Med 32:183–186

Heymann E (2001) Zusammensetzung der HautoberflächenlipideHaut, Haar und Kosmetik. Huber, Bern

Jäger E, Heudorf U (2013) Hygiene in Gynäkologischen Praxen – Ergebnisse der infektionshygienischen Überwachung und Beratung in Frankfurt am Main, 2011/2012. Gesundheitswesen 75:25

Kindl G, Raab W (1983) Licht und Haut- Bräunung. Lichtschutz. Pflege. Govi, Frankfurt a. M.

Klaschka F (1992) Empfindliche Haut. Diesbach, Berlin

Kramer A, Gröschel D, Heeg P et al (1993) Klinische Antiseptik. Springer, Berlin, S 138

KRINKO (Kommission für Krankenhaushygiene und Infektionsprävention am Robert Koch-Institut) (1997) Anforderungen der Hygiene beim ambulanten Operieren in Krankenhaus und Praxis. Bundesgesundheitsbl 40:361–365

KRINKO (Kommission für Krankenhaushygiene und Infektionsprävention am Robert Koch-Institut) (2012) Anforderungen an die Hygiene bei der Aufbereitung von Medizinprodukten. Bundesgesundheitsbl Gesundheitsforsch Gesundheitsschutz 55: 1244–1310

KRINKO (Kommission für Krankenhaushygiene und Infektionsprävention am Robert Koch-Institut) BfArM (Bundesinstitut für Arzneimittel und Medizinprodukte) (2018) Empfehlung der KRINKO beim RKI und des BfArM: Ergänzung zur Empfehlung »Anforderungen an die Hygiene bei der Aufbereitung von Medizinprodukten«. Epid Bull 6:67

Leniger-Salley B (2016) Praxisgestaltung: Schönheitskorrekturen – wann lohnen sie sich? Frauenarzt 57:1202–1205

Leniger-Salley B (2017) Praxisgestaltung: Visitenkarte Empfang. Frauenarzt 58:169–171

Löscher T (2015) Reise und Migrationsmedizin. Dtsch Med Wochenschr 140:796

Menche N (2012) Biologie-Anatomie-Physiologie, 7. Aufl. Urban & Fischer, München

Mutters NT (2016) Krankenhaushygienische Maßnahmen bei internationalen Patienten. Krh Hyg Infverh 38(3):122–126

Mutters NT, Günther F, Sander A et al (2015) Influx of multidrug-resistant organisms by country-to-country transfer of patients. BMC Infect Dis 15(1):466

Mutters NT, Günther F, Frank U, Mischnik A (2016) Costs and possible benefits of a two-tier infection control management strategy consisting of active screening for multidrug-resistant organisms and tailored control measures. J Hosp Infect 93(2):191–196

Neumann G (2002) Impfkompendium für die Frauenarztpraxis. Omnimed, Hamburg

Neumann G (2006) Vaginale Dysbiose: Diagnose und Einsatz von Probiotika im Rahmen des Menstruationsschutzes. Ellen Vertriebs GmbH, Wiesbaden

Neumann G (2010) Impfungen in der Frauenarztpraxis. Frauenheilkunde up 2 date 1:33–45

Neumann G, Schäfer A (2012) Mikroskopische Diagnostik in der Frauenheiarztpraxis. Springer, Berlin

Neumann G (2018) Hygienestrukturen in der frauenärztlichen Praxis: Qualitätsanspruch und Notwendigkeit. gyn 23:1–12

Oppelt PG, Baier F, Fahlbusch C et al (2017) What do patients want to know about contraception and which method would they prefer? Arch Gynecol Obstet 295(6):1483–1491

Podbielski A, Herrmann M, Kniehl E et al (Hrsg) (2007) Qualitätsstandards in der mikrobiologisch infektiologischen Diagnostik. MIQ Grundwerk. Urban & Fischer, München, S 10–11

Popp W (2010) OP-HygieneDesinfektion und Sterilisation Studenten-Vorlesung, Bochum, 8. Juni 2010

Popp W, Engelhart S, Exner M (2003) Hygiene in der Arztpraxis. Weist Ihre Praxis noch Hygienemängel auf? – Die Checkliste des Rheinischen Ärzteblattes. Rhein Ärztebl 10:11–14

Pulz M (2016) Umsetzung von Hygienemaßnahmen in Klinik und Praxis. Ärzteforum Weser-EmsNiedersächsisches Landesgesundheitsamt

Reinheimer C, Kempf VA, Josza K et al (2017) Prevalence of multidrug-resistant organisms in refugee patients, medical tourists and domestic patients admitted to a German university hospital. BMC Infect Dis 17(1):17

Reisdorf S (2017) Reversible Langzeitkontrazeption auch für junge Frauen. Beilage in Frauenarzt 58:1–5

Ritz N et al (2015) Tuberculosis in young refugees. Lancet 386(19/26):2475–2476

Robert Koch-Institut (RKI) (2017a) Prüfung und Deklaration der Wirksamkeit von Desinfektionsmitteln gegen Viren zur Anwendung im human-medizinischen Bereich. BGBl 2017(0360):353–363

Robert Koch-Institut (RKI) (2017b) Änderung des Infektionsschutzgesetzes 2017. Epidem Bull 31(30)

Rogers BA, Aminzadeh Z, Hayashi Y, Paterson DL (2011) Country-to-country transfer of patients and the risk of multi-resistant bacterial infection. Clin Infect Dis 53(1):49–56

Ryndock E, Robison R, Meyers C (2016) Susceptibility of HPV16 and 18 to high level disinfectants indicated for semi-critical ultrasound probes. J Med Virol 88(6):1076–1080

Scharell D (2017) Qualitätssicherung: Vermeidung nosokomialer Infektionen. Frauenarzt 58:634–637

Schrader G (2005) Vaginalsonden – Einsatz und Aufbereitung Bilder aus der Praxis. Hyg Med 30:437–439

Seifert A (2016) Physiologische Veränderungen der Haut und Hautanhangsgebilde in der Schwangerschaft. Dermatologie 3:315

STIKO (2017) Empfehlungen der Ständigen Impfkommission (STIKO) am Robert Koch-Institut-2017/2018. Epidemiol Bull RKI 34:303

Stute P (2017) Lokale nicht-hormonelle Therapie bei postmenopausaler vaginaler Atrophie. Frauenarzt 58:394–396

Tschudin-Sutter S, Rotter ML, Frei R et al (2017) Simplifying the WHO 'how to hand rub' technique: three steps are as effective as six – results from an experimental randomized crossover trial. Clin Microbiol Infect 23(6):409.e1–409

Willems ST, Rausch M, Lelle RJ, Kipp F (2016) Humane Papillomviren in chirurgischem Rauch – Gefährdung des Personals. Gyn (21):336–340

Nützliche Internetadressen: Online-Information

Arbeitsgemeinschaft wissenschaftlich-medizinischer Fachgesellschaften: ► www.rz.uni-duesseldorf.de/WWW/AWMF/

Centers for Disease Control and Epidemiology Atlanta, GA (USA): ► www.cdc.gov

Deutsche Gesellschaft für Krankenhaushygiene: ► www.dgkh.de; www.infectionsschutz.de

Nationales Referenzzentrum für Krankenhaushygiene: ► www.medizin.fu-berlin.de/hygiene/nrz-berlin-freiburg/

Robert-Koch-Institut (RKI)Bundesinstitut für Infektionskrankheiten und nicht übertragbare Krankheiten: ► www.rki.de

Sachverzeichnis

A

B

C

D

E

F

G

H